Das kleine Tu-dir-gut-Buch

Rita Steininger

Das kleine Tu-dir-gut-Buch

Für Frauen in der Lebensmitte

Patmos Verlag

VERLAGSGRUPPE PATMOS

PATMOS
ESCHBACH
GRÜNEWALD
THORBECKE
SCHWABEN

Die Verlagsgruppe
mit Sinn für das Leben

Für Hedwig und Elfriede

MIX
Papier aus verantwortungsvollen Quellen
FSC® C083411

Für die Schwabenverlag AG ist Nachhaltigkeit ein wichtiger Maßstab ihres Handelns. Wir achten daher auf den Einsatz umweltschonender Ressourcen und Materialien.

Bibliografische Information der Deutschen Nationalbibliothek
Die Deutsche Nationalbibliothek verzeichnet diese Publikation
in der Deutschen Nationalbibliografie;
detaillierte bibliografische Daten sind im Internet über
http://dnb.d-nb.de abrufbar.

www.patmos.de

Umschlaggestaltung: Finken & Bumiller, Stuttgart
Druck: CPI – Ebner & Spiegel, Ulm
Hergestellt in Deutschland
ISBN 978-3-8436-0642-4 (Print)
ISBN 978-3-8436-0643-1 (eBook)

Inhalt

Einleitung

»Tu dir gut!«, so lautet die Titelbotschaft dieses Buchs – ein Appell, der etwas eigenartig anmutet. Denn gewöhnlich verwendet man die Formulierung nur in Sätzen mit unterschiedlichem Subjekt und Objekt: »Du tust mir gut.« – »Es tut dir gut.« Doch sich selbst guttun – wie geht das?

Die Aufforderung »Tu dir gut!« ist im Prinzip unter zwei Aspekten zu verstehen: Zum einen geht es darum, sich regelmäßig »etwas Gutes zu tun«, das heißt sich Angenehmes, Erholsames für Körper, Geist und Seele zu gönnen. Zum anderen ist eine Grundhaltung der Selbstliebe gemeint: Wir sollten von Grund auf liebevoll mit uns umgehen und unser Leben so gestalten, dass wir zufrieden sind – im wahren Wortsinn. Denn das Wort Zufriedenheit enthält im Kern das Wort Frieden und bedeutet, dass wir im Einklang mit uns selbst und unseren Wünschen, Werten und Vorstellungen sind.

Warum richtet sich das Buch nun speziell an Frauen in der Lebensmitte? Der Grund ist zum einen der, dass Frauen mehr als Männer dazu neigen, sich selbst und ihre Bedürfnisse hinter denen anderer Menschen zurückzustellen, anstatt sich selbst »gutzutun«. Zum anderen hängt es damit zusammen, dass der Eintritt in die Lebensmitte gewisse Veränderungen mit sich bringt, die Anlass zu Frust und Unzufriedenheit geben können: Das fortschreitende Alter macht sich zunehmend an der äußeren Erscheinung bemerkbar, die körperliche Fitness und geistige Flexibilität lassen nach und spätestens mit dem Abschied von der Phase der Fruchtbarkeit muss frau erkennen, dass die Zukunft nicht mehr unbegrenzte Möglichkeiten für sie bereithält.

Dieses Buch will zeigen, wie Sie als Frau in der Lebensmitte diese Zeit des Umbruchs positiv gestalten können, indem Sie bewusst darauf achten, liebevoll mit sich selbst umzugehen, und ausreichend dafür sorgen, dass es Ihnen körperlich und seelisch gut geht.

Ein kurzer Ausblick auf den Inhalt dieses Buchs: Kapitel 1 befasst sich mit einigen theoretischen Überlegungen, insbesondere mit der Frage: Was hat es mit der sogenannten Midlife-Krise auf sich, wie steht es mit der Lebenszufriedenheit von Frauen in der Lebensmitte, was sagen Studien darüber aus und welche Schlüsse können Frauen aus den Ergebnissen dieser Studien ziehen? Die nachfolgenden Kapitel 2 bis 10 sind Praxiskapitel, die Sie in beliebiger Reihenfolge lesen können, je nachdem, welche Themen Sie besonders interessieren. Neben praktischen Anregungen und Tipps finden Sie dort zahlreiche Übungen, die Sie ohne großen Aufwand in Ihren Alltag einbauen können. Einige Erfahrungsberichte von Frauen runden die Darstellungen ab. Im Schlusskapitel finden Sie eine kurze Zusammenfassung, der Anhang enthält Empfehlungen zum Weiterlesen und eine Liste nützlicher Links.

Die Infos, Anregungen und Erfahrungsberichte in diesem Buch zeigen: Selbstliebe kann Wunderbares bewirken. Lassen Sie sich von den Beispielen motivieren und entdecken Sie die vielfältigen Möglichkeiten, sich selbst gutzutun.

Viele gute Erfahrungen dabei wünscht Ihnen

Rita Steininger

I. Freude oder Frust? – Frauen in der Lebensmitte

Für jeden Menschen kommt irgendwann in der Lebensmitte der Moment, in dem er einsehen muss: »Ich bin nicht mehr jung.« Diese Erkenntnis kann schmerzhaft sein, gerade in unserer Gesellschaft, die sich stark am Leistungsprinzip orientiert. Denn als leistungsfähig, erfolgreich und den Herausforderungen der Zukunft gewachsen gelten nun einmal in erster Linie junge Menschen.

Frauen trifft der gesellschaftliche Anspruch, stets jugendlich, sexy und topfit sein zu müssen, besonders hart. Während bei Männern graue Schläfen nicht nur toleriert, sondern durchaus als attraktiv empfunden werden, sollen Frauen die Spuren des Älterwerdens möglichst kosmetisch kaschieren – auf lange Sicht ein aussichtsloser Kampf. Hinzu kommt, dass frau unerbittlich die biologische Uhr ticken hört: In einigen Jahren heißt es Abschied nehmen von der Phase der Fruchtbarkeit.

Die Midlife-Krise – Mythos oder Wirklichkeit?

Befassen wir uns zunächst ganz allgemein mit der Frage: Wie erleben Frauen und Männer in unserer Gesellschaft das Älterwerden? In diesem Zusammenhang wurde in der Wissenschaft immer wieder die Frage diskutiert, ob es die Midlife-Krise wirklich gibt oder ob sie lediglich ein Mythos ist. Inzwischen haben zahlreiche Studien belegt, dass das Lebensalter zwischen 40 und 55 Jahren eine Umbruchphase mit sich bringt, die tatsächlich einen krisenähnlichen Zustand auslösen kann, bei Frauen ebenso wie bei Männern – mit der Folge, dass das Wohlbefinden deutlich sinkt.

So erschien im November 2014 in der Online-Ausgabe des Fachmagazins *The Lancet* das Ergebnis einer Studie, in der drei Wissenschaftler aus Großbritannien und den USA Daten zum subjektiven Wohlbefinden von Menschen aus 160 Staaten ausgewertet hatten.[1] Für die westlichen Länder beschrieben die Forscher einen u-förmigen Verlauf der Lebenszufriedenheit: Nach einem Abwärtsverlauf der Kurve erreichten die meisten Menschen ihr persönliches Stimmungstief mit Mitte bis Ende 40. Nach der überstandenen Midlife-Krise gehe es dann kontinuierlich bergauf.

Soweit es die U-Form der Kurve betrifft, waren zuvor bereits andere Studien zum gleichen Ergebnis gekommen. Nur im Hinblick auf das Alter, in dem der Tiefpunkt der Kurve erreicht wird, gab es abweichende Resultate: So ergab eine weltweite Untersuchung im Jahr 2008, dass im globalen Durchschnitt die Talsohle mit 44 Jahren erreicht sei, in Deutschland bereits mit 42,9 Jahren.

Interessant ist, wie der Kurvenverlauf interpretiert wird. Demnach hänge das Stimmungstief in der Lebensmitte maßgeblich mit der schmerzlichen Erkenntnis zusammen, dass in Zukunft immer seltener mit erfreulichen Veränderungen zu rechnen sei: Im Beruf und in den persönlichen Beziehungen seien die Weichen längst gestellt, mit unverhofften Neuerungen respektive Verbesserungen sei immer seltener zu rechnen.

Das klingt, als müsse man sich ab einem gewissen Alter mit trüben Aussichten abfinden – und passt so gar nicht zum weiteren Verlauf der Stimmungskurve, die nach dem Tiefpunkt wie erwähnt kontinuierlich nach oben geht. Doch die Wissenschaftler haben auch dafür eine Erklärung gefunden: Zu akzeptieren, dass der Aufstieg nicht unbegrenzt weitergeht, und einzusehen, dass es gut so ist, trage maßgeblich dazu bei, eine Midlife-Krise zu bewältigen.[2]

Wird das Leben besser?

Einem weiteren interessanten Thema hat sich die Organisation für wirtschaftliche Zusammenarbeit und Entwicklung (OECD) gewidmet. Sie wollte herausfinden, welche Faktoren maßgeblich zur wirtschaftlichen und sozialen Entwicklung und zum Wohlergehen der Menschen beitragen, und ging dabei folgenden Fragen nach:

- Wird das Leben wirklich besser und woran lässt sich das festmachen: an einer Verbesserung der Umwelt, des Bildungsniveaus, der Gesundheitsvorsorge, der Wohnbedingungen, der Arbeitszeiten?
- Haben die Menschen in den verschiedenen Ländern und Gesellschaften alle die gleiche Vorstellung davon, was Fortschritt bedeutet?

OECD: Better Life Index

Bemerkenswert ist, wie die OECD ihre Studie, die den Namen »Better Life Index«[3] trägt, angelegt hat. Üblicherweise werden wissenschaftliche Studien mithilfe eines festgelegten Fragenkatalogs durchgeführt. In diesem Fall jedoch sollten die Studienteilnehmer im Internet selbst ihre Prioritäten unter den folgenden Themen setzen:

- Wohnverhältnisse
- Einkommen
- Beschäftigung
- Gemeinsinn
- Bildung
- Umwelt
- Zivilengagement
- Gesundheit
- Lebenszufriedenheit
- Sicherheit
- Work-Life-Balance

Bis heute haben mehr als 60 000 Nutzer des »Better Life Index« der statistischen Auswertung ihrer Vorlieben zugestimmt und dabei die Erkenntnis geliefert: Nicht materielle Faktoren wie das Einkommen oder die Größe der Wohnung spielen für die meisten Menschen eine vorrangige Rolle, sondern Themen wie Gesundheit und persönliche Lebenszufriedenheit.

Frauen und Männer im Vergleich

Was das Thema Lebenszufriedenheit betrifft, so hat die OECD im Jahr 2012 erstmals einen Vergleich zwischen Männern und Frauen gezogen und dabei einen Unterschied festgestellt: Frauen seien in den meisten Ländern um einen gewissen Grad zufriedener als Männer. Das OECD-Statistikdirektorat erklärte den Unterschied damit, dass »Frauen im Schnitt gesünder sind, ausgeprägtere soziale Bindungen haben und ihre Lebenszufriedenheit subjektiv höher bewerten als Männer«[4].

Triftige Gründe, liebevoll mit sich umzugehen

Fakt ist: Das fortschreitende Alter bringt Veränderungen mit sich, auf die wir keinen Einfluss haben. Wir müssen lernen, sie zu akzeptieren. Und die U-Kurve hat gezeigt: Wenn wir das einsehen, werden wir dafür mit zunehmender Lebenszufriedenheit belohnt. Doch auch Unzufriedenheit lässt sich nicht pauschal als negativ bewerten. Denn aus Frust und Unzufriedenheit kann der Wunsch erwachsen, an der bestehenden Situation aktiv etwas zu ändern.

Fragt sich nur: Was müssen wir als unabänderlich akzeptieren und an welchen Schrauben können wir noch drehen? Das ist die Unterscheidung, auf die es ankommt und mit der sich das vorliegende Buch befasst.

Sechs »Glücksfaktoren« …

Zwei Faktoren, die einen Einfluss auf die Lebenszufriedenheit haben, wurden bereits in der erwähnten OECD-Studie genannt: Gesundheit und soziale Bindungen. Beide können wir durch unsere Lebensweise zumindest zum Teil beeinflussen.

Weitere »Glücksfaktoren« hat die amerikanische Psychologin Sonja Lyubomirsky ausfindig gemacht. Sie ist anhand eigener wissenschaftlicher Studien zu dem Schluss gekommen, dass der Mensch es zu immerhin 40 Prozent selbst in der Hand hat, glücklich und mit seinem Leben zufrieden zu sein. Dazu nennt sie sechs Möglichkeiten, die jedem zur Verfügung stehen, um seine Lebenszufriedenheit aktiv zu verbessern.[5]

Jeder Mensch kann bis zu einem gewissen Grad

- Dankbarkeit und positives Denken üben,
- soziale Kontakte pflegen,
- Stress und Schwierigkeiten bewältigen lernen,
- achtsam im Hier und Jetzt leben,
- aufgehen in dem, was er tut,
- gut für seinen Körper und seine Seele sorgen.

… und weitere Möglichkeiten, die Lebenszufriedenheit zu verbessern

Neben diesen »Glücksfaktoren« nach Lyubomirsky werden im vorliegenden Buch weitere vorgestellt. Denn tatsächlich stehen uns vielerlei Möglichkeiten zur Verfügung, mit denen wir dafür sorgen können, dass es uns gut geht. Entscheidend ist dabei nicht nur, die Möglichkeiten zu erkennen, sondern sie auch gewinnbringend in die Praxis umzusetzen.

Erinnern Sie sich an die zwei Aspekte des »Tu-dir-gut!«-Prinzips, die in der Einleitung dieses Buchs beschrieben wurden: Es geht darum, sich selbst etwas Gutes zu tun und sich selbst zu lieben. Wenn Sie beide Aspekte berücksichtigen und achtsam und liebevoll mit sich umgehen, können Sie davon in vieler Hinsicht profitieren:

- Wenn Sie sich regelmäßig eine Wohltat gönnen, sorgen Sie aktiv dafür, dass sich Körper, Geist und Seele regenerieren, und tanken neue Kräfte.
- Sie gewinnen zudem an Ausstrahlung, denn Ihr körperliches und seelisches Wohlbefinden wird auch an Ihrer Erscheinung und Ihrem Auftreten sichtbar.
- Ihr Selbstvertrauen nimmt zu, weil Sie sich selbst wertschätzen und nicht von den Bewertungen und der Anerkennung anderer abhängig sind. Und je mehr Sie zu Ihren eigenen Ansichten und Entscheidungen stehen und an Ihre Fähigkeiten glauben, über desto größere Erfolge und Fortschritte dürfen Sie sich freuen.
- Sie werden gelassener, weil Sie in sich selbst ruhen und Ihre innere Unabhängigkeit Sie davor schützt, von anderen gekränkt und herabgesetzt zu werden.
- Sie werden großzügig und tolerant gegenüber anderen Menschen, weil Sie es auch gegenüber sich selbst sein können. Das bringt Ihnen wiederum Respekt und Wertschätzung seitens der anderen ein.
- Sie werden glücklicher, weil Sie die Quellen des Glücks in sich selbst entdecken.

»WER DAS GLÜCK NICHT IN SICH SELBER FINDEN KANN,
WIRD ES UNNÖTIGERWEISE ANDERSWO SUCHEN.«
Liselotte von der Pfalz

2. Gut gemacht! Erreichtes anerkennen

Ein liebevoller Umgang mit sich selbst bedeutet unter anderem, die eigenen Verdienste anzuerkennen. Das klingt einfach, und doch gibt es genügend Beispiele für das Gegenteil: Viele Menschen können einfach nicht genügend wertschätzen, was sie in ihrem bisherigen Leben erreicht haben. Sie scheinen ihre Erfolge weder zu genießen noch überhaupt richtig zu bemerken. Das mag zu einem gewissen Teil mit den Wertvorstellungen zusammenhängen, mit denen sie aufgewachsen sind und die sie unbewusst verinnerlicht haben. Sie haben gelernt, ihren Blick auf Defizite anstatt auf Erfolge zu lenken, und halten sich an die althergebrachten Redensarten: »Bescheidenheit ist eine Zier«, und: »Eigenlob stinkt!«

Das trifft besonders auf Frauen zu, die mehr als Männer dazu neigen, ihr Licht unter den Scheffel zu stellen und ihre Verdienste herunterzuspielen. Wenn sie eine Aufgabe erfolgreich gemeistert haben, meinen viele nur schulterzuckend: »Das ist doch nichts Besonderes – andere schaffen viel mehr als ich!«

Schluss mit Vergleichen und Konkurrieren!

Es stimmt, dass die meisten von uns als Kinder dazu erzogen wurden, sich mit anderen zu vergleichen: Ob es um schulische Leistungen, sportliche oder künstlerisch-kreative Talente ging – stets gab es ein Vorbild, das einem vor Augen gehalten wurde: »Nimm dir ein Beispiel an …« – »Schau nur, wie gut dein Bruder / deine Schwester das macht!«

Allerdings gibt es immer Menschen, die auf bestimmten Gebieten besser und erfolgreicher sind als wir selbst. Gerade deshalb ist es so frustrierend, ständig Vergleiche mit anderen anzustellen – weil wir dabei fast zwangsläufig den Kürzeren ziehen. Denn gewöhnlich richten wir unsere Aufmerksamkeit auf das, was der oder die andere vermeintlich besser macht als wir selbst. Die Misserfolge der anderen sehen wir kaum – kein Wunder, denn viele Menschen sind äußerst geschickt darin, ihre Schwächen zu kaschieren.

Den maximalen Frust bereitet sich dabei, wer sich nicht nur mit einem einzelnen, sondern mit mehreren Menschen auf einmal vergleicht – und dabei allein auf die Summe von deren Erfolgen und Errungenschaften schaut. Ein solcher Vergleich läuft unvermeidlich auf die niederschmetternde Pseudoerkenntnis hinaus: »Die schaffen alles – und ich kann nichts.«

»Das meiste haben wir gewöhnlich in der Zeit getan, in der wir meinten, zu wenig zu tun.«
Marie von Ebner-Eschenbach

Wo bleibt die Wertschätzung?

Falls auch Sie zu den Menschen gehören, die ihre Verdienste im Vergleich zu anderen geringschätzen, sollten Sie versuchen, Ihren Blickwinkel zu verändern. Lenken Sie Ihre Aufmerksamkeit gezielt auf Ihre Stärken und Erfolge: auf das, was Sie gut gemacht haben, wofür Sie sich angestrengt und Lob verdient haben.

Auch kleine Fortschritte verdienen Anerkennung

Beachten Sie dabei: Nicht nur das Ergebnis sollte zählen, sondern auch Ihre Bemühungen. Glauben Sie nicht, Sie hätten nur dann ein Lob verdient, wenn Sie hundertprozentige Leistung erbracht haben (siehe auch Kapitel 5, Abschnitt »Niemand muss perfekt sein«). Erkennen Sie ebenso Ihre Teilerfolge an – und damit die

Disziplin und Mühe, die Sie dafür aufgebracht haben. Sie dürfen sich z. B. durchaus dazu gratulieren, dass Sie:

- Ihre Englischkenntnisse durch regelmäßiges Üben ein gutes Stück verbessern, wenn auch nicht perfektionieren konnten,
- das Chaos auf Ihrem Schreibtisch zwar nicht völlig, doch immerhin teilweise beseitigen konnten,
- es geschafft haben, in einer Stresssituation mehr als gewöhnlich die Ruhe zu bewahren,
- den Spagat zwischen beruflichen und häuslichen Aufgaben jetzt ein wenig besser als früher hinbekommen.

Gerade den kleinen Erfolgen und Teilerfolgen sollten Sie genügend Beachtung schenken. Bei einem bedeutenden Ereignis – wie etwa einem Karrieresprung – besteht ohnehin kaum Gefahr, dass Sie es so schnell vergessen. Dagegen gehen die kleinen Erfolge meist schnell im Alltagsgeschehen unter. Das ist schade, denn auch kleine Erfolgserlebnisse können Ihnen neuen Auftrieb geben. Es lohnt sich also, alle Verdienste, nicht nur die bedeutenden, zu registrieren und anzuerkennen.

Tipp: Führen Sie ein Erfolgstagebuch

Falls Sie dazu neigen, über kleine Erfolge allzu schnell hinwegzugehen, können Sie diese Gewohnheit ändern, indem Sie für einige Zeit ein Tagebuch führen. Tragen Sie jeden Abend ein, was Sie tagsüber gut gemacht haben. Achten Sie dabei besonders auf die kleinen Dinge, die Ihnen wenig beachtenswert erscheinen mögen – etwa dass Sie endlich den schon lange fehlenden Knopf an Ihrer Jacke angenäht oder dass Sie in einer Besprechung eine neue Idee eingebracht haben. Das Aufschreiben hilft Ihnen, sich die Pluspunkte des Tages bewusst zu machen, und hat zudem den Vorteil, dass Sie beliebig oft darauf zugreifen können. Wann immer Sie sich unfähig fühlen und darüber frustriert sind, werden Ihnen Ihre Tagebucheinträge das Gegenteil beweisen.

Beobachten Sie nicht zuletzt, wie Sie auf die Anerkennung anderer Menschen reagieren. Neigen Sie dazu, Ihre Leistung herunterzuspielen, weil Sie glauben, alles andere wäre unbescheiden? Dann versuchen Sie es einmal anders zu sehen. Wenn Sie auf ein Lob mit der Bemerkung antworten: »Ach, das ist doch nicht der Rede wert!«, dann entwerten Sie damit nicht nur Ihren Erfolg, sondern auch die Anerkennung Ihres Gegenübers. Lernen Sie deshalb, Lob und Anerkennung dankend anzunehmen und Ihrerseits zu bestätigen: »Dein Kompliment freut mich sehr, danke! Ich bin auch stolz auf meinen Erfolg.«

Beflügelndes Eigenlob

Warum es vielen Menschen so schwerfällt, sich selbst Lob und Anerkennung zu zollen, wurde bereits erwähnt: Sie sind mit der Einstellung aufgewachsen, dass Selbstlob etwas Tadelnswertes sei. Diese Auffassung besteht in unserer Gesellschaft nicht erst seit einigen Generationen, sondern seit Jahrhunderten. »Des Ruhmes Würdigkeit verliert an Wert, wenn der Gepriesene selbst mit Lob sich ehrt«, heißt es in William Shakespeares Drama *Troilus und Cressida*. Und der französische Philosoph Blaise Pascal prägte im 17. Jahrhundert den Spruch: »Willst du, dass man Gutes von dir sage, so sag es nicht selbst!«

Den Dichtern, Philosophen und allen Volksweisheiten zum Trotz: Es wird Zeit, mit einer Vorstellung aufzuräumen, die uns das Leben unnötig erschwert. Bescheidenheit mag eine Tugend sein, doch Eigenlob lässt sich deshalb noch lange nicht als Untugend verteufeln.

Anerkennung beflügelt – warum also nicht auch Anerkennung für uns selbst? Gönnen wir uns das erhebende Gefühl, etwas gut gemacht zu haben, und schöpfen wir daraus Mut und Motivation für weitere Vorhaben.

Grundsätzlich hat Eigenlob nichts mit Angeberei oder Selbstgefälligkeit zu tun, solange wir dabei die gleichen Kriterien anwenden wie bei einem Lob für andere: Das heißt, die Anerkennung sollte sich auf eine konkrete Situation beziehen und sie sollte dieser angemessen sein. Übertriebenes (Eigen-)Lob ist hingegen wirkungslos – es kann unter Umständen sogar schädlich sein. Denn wer sich einreden will, eine Sache besser gemacht zu haben, als es tatsächlich der Fall ist, fühlt sich am Ende womöglich erst recht als Versager,[6] weil er weiß, dass er sich nur etwas vormacht, anstatt seine Fähigkeiten realistisch einzuschätzen.

Tipp: Lob und Dank – eine gute Verbindung
Gewöhnen Sie es sich an, sich bei jeder Aufgabe, die Ihnen gelungen ist, ein angemessenes Lob auszusprechen. Damit ist kein überhebliches Triumphieren gemeint, in dem Sinne: »Ich bin die Beste – die anderen können mir nicht das Wasser reichen.« Drücken Sie Ihr Eigenlob stattdessen in Worten der Dankbarkeit und Zufriedenheit aus: »Ich bin froh und dankbar, dass ich diese Aufgabe meistern konnte.«

Die Qual der Wahl: Stehen Sie zu Ihren Entscheidungen

»Wenn man die Wahl hat zwischen Austern und Champagner, so pflegt man sich in der Regel für beides zu entscheiden«, lautet ein Bonmot des deutschen Schriftstellers Theodor Fontane. Doch bei aller Unbekümmertheit, die dieser Spruch auszudrücken scheint, weist er auf eine handfeste Tatsache hin: Wer sich für eine Möglichkeit entscheidet, kommt gewöhnlich nicht umhin, auf eine andere Möglichkeit zu verzichten. Und die meisten Entscheidungen im Leben sind wesentlich schwieriger als die Wahl zwischen Austern und Champagner – wobei uns höchst selten die Gelegenheit geboten wird, beide Optionen zu wählen.

Als Frau in der Lebensmitte haben Sie in Ihrem Leben wohl schon zahlreiche Entscheidungen treffen müssen, und je folgenreicher Sie diese für Ihr weiteres Leben einschätzten, desto schwerer dürfte Ihnen die Wahl gefallen sein. So kennen Sie z. B. schwierige Überlegungen wie diese:

- Welche Ausbildung, welchen Beruf soll ich wählen?
- Will ich Single bleiben oder eine Partnerschaft eingehen?
- Ist dieser Partner der Richtige für mich?
- Möchte ich Kinder haben oder eine Karriere einschlagen, die mit einem Kinderwunsch nicht zu vereinbaren ist?
- Soll ich in eine Mietwohnung einziehen, eine Eigentumswohnung kaufen oder ein Haus bauen?
- Soll ich mein Geld in Aktien oder in Immobilien anlegen?

Wahrscheinlich erinnern Sie sich noch an die Ängste und Zweifel, die Sie hegten, bevor Sie solche größeren Entscheidungen trafen. Sie malten sich die Konsequenzen Ihrer Entscheidung aus und stellten sich vor, was alles schiefgehen könnte. Sie hatten Angst, die falsche Wahl zu treffen und sich später mit Selbstvorwürfen und Versagensgefühlen herumzuschlagen. Und vermutlich fiel es Ihnen auch schwer, mit der Wahl der einen Option die andere Option aufzugeben.

Entscheiden und loslassen

Gerade das Gefühl des Verzichtenmüssens ist es, das uns sehr oft eine Entscheidung erschwert. Solange wir die Wahl zwischen einer positiven und einer negativen Option haben, fällt es uns leicht zu entscheiden. Erscheinen uns jedoch beide Optionen verlockend, so können wir uns kaum dazu durchringen, eine davon aufzugeben. Und selbst wenn wir unsere Wahl getroffen haben, kommen uns im Nachhinein oft Zweifel, ob die Alternative nicht doch besser gewesen wäre. Im Endeffekt läuft es darauf hinaus, dass wir mit unserer Entscheidung – welche auch immer wir treffen – nie richtig zufrieden sein können.

Deshalb sollte es Ihr Ziel sein, sich klar für eine Option zu entscheiden und alle anderen Optionen loszulassen. Letzteres mag Überwindung kosten, doch vielleicht hilft Ihnen der Gedanke, dass Ihnen Ihre Fantasie manchmal eine Illusion vorgaukelt: Machen Sie sich bewusst, dass keine Ihrer Wahlmöglichkeiten ausschließlich Vorteile bietet – nicht einmal der Entschluss, keine Entscheidung zu treffen. Denn selbst diese Option hat ihre Vor- und Nachteile und ihre Konsequenzen.

Das bedeutet letztlich: Ganz gleich, ob Sie sich für die eine oder andere Möglichkeit oder ob Sie sich überhaupt nicht entscheiden, Ihr Handeln oder Nichthandeln hat immer Konsequenzen, die Ihnen niemand abnehmen kann.

Übung 1: Zweifel ausräumen

Wenn Ihnen nach einer getroffenen Entscheidung Zweifel an deren Richtigkeit kommen, liegt das möglicherweise daran, dass Sie Ihre ursprünglichen Motive vergessen haben. In diesem Fall können Ihnen einige Überlegungen helfen, wieder Klarheit über Ihre Wünsche und Ziele zu gewinnen. Setzen Sie sich in eine ruhige Ecke, nehmen Sie Papier und Stift zur Hand und beantworten Sie die folgenden Fragen:

- Welche Gründe haben den Ausschlag dafür gegeben, dass ich mich für die eine Option entschieden habe?
- Welche Bedenken hatte ich hinsichtlich dieser Wahl?
- Haben sich meine Befürchtungen bewahrheitet oder sind unvorhergesehene Nachteile aufgetreten?
- Welche Vor- und Nachteile hätten die anderen Möglichkeiten mit sich gebracht?
- Wenn ich nochmals die Wahl hätte, wie würde ich mich zum jetzigen Zeitpunkt entscheiden?

Aus Fehlern lernen

Was tun, wenn sich im Nachhinein herausstellen sollte, dass Sie eine falsche Entscheidung getroffen haben? Mit dieser Möglichkeit ist immer zu rechnen. In diesem Fall sollten Sie nicht zu hart mit sich selbst ins Gericht gehen. Denn wenn es sich um eine

Entscheidung von größerer Tragweite gehandelt hat, werden Sie sie sicher nicht leichtfertig getroffen haben. Bestimmt haben Sie alle Vor- und Nachteile gründlich überdacht und sorgfältig abgewogen. Was hätten Sie mehr tun können? Kein Mensch kann in die Zukunft sehen und die Konsequenzen seines Handelns stets in vollem Umfang abschätzen.

Jetzt geht es darum, aus Ihrer Fehlentscheidung das Beste zu machen. Schauen Sie nach vorn und vertrauen Sie darauf, dass Sie Mittel und Wege finden, um Ihren Kurs zu korrigieren.

Für neue Entscheidungen ist es selten zu spät

Es gibt noch einen Grund, warum uns große Entscheidungen manchmal so schwerfallen: Wir glauben, uns ein für alle Mal entscheiden zu müssen, und ziehen nicht in Betracht, dass wir uns später anders entscheiden können.

Tatsächlich gibt es nur wenige Entscheidungen im Leben, die unwiderruflich sind – beispielsweise einen medizinischen Eingriff vornehmen zu lassen – oder für die ab einem gewissen Alter die Zeit abgelaufen ist – etwa für den Wunsch, Kinder zu bekommen. Für viele andere Möglichkeiten steht Ihnen dagegen als Frau in der Lebensmitte noch genügend Zeit zur Verfügung: von der Wahl eines neuen Wohnorts bis hin zur Option, beruflich umzusatteln (siehe Kapitel 9).

Tipp: Für und Wider abwägen

Sollten Sie generell Angst vor Fehlentscheidungen haben, so kann Ihnen eine Pro-und-Kontra-Liste helfen, eine gute Wahl zu treffen. Dazu notieren Sie auf einem Blatt Papier Ihr Thema und legen eine zweispaltige Tabelle an. In die linke Spalte tragen Sie alle Pro- und in die rechte alle Kontra-Argumente ein. Treffen Sie Ihre Entscheidung dann nicht sofort, sondern überschlafen Sie sie erst einmal und ziehen Sie, wenn nötig, eine Person Ihres Vertrauens zu Rate.

3. So bin ich – einmalig! Den Selbstwert stärken

Befassen wir uns noch eingehender mit dem Thema Selbstbewertung. Denn es erschöpft sich bei weitem nicht in der Frage, wie wir unsere Erfolge und Leistungen einschätzen. Viel bedeutender ist, wie wir uns in unserer gesamten Persönlichkeit wahrnehmen und achten. Erstaunlicherweise bereitet es den meisten Menschen nicht die geringste Schwierigkeit, eine Liste von Dingen aufzuzählen, die sie an sich selbst beanstanden. Wenn sie dagegen über ihre Vorzüge sprechen sollen, kommen sie in Verlegenheit. Erst recht, wenn sie beschreiben sollen, was sie zu einem liebenswerten Menschen macht.

Negative Selbstbewertungen ablegen

Menschen, die sich und ihren Wert zu wenig (be)achten, stecken in einem Dilemma: Sie können kein gutes Haar an sich lassen und sind umso mehr auf die Bestätigung anderer Menschen angewiesen. Gleichzeitig leben sie in ständiger Angst vor Zurückweisung, weil sie im Grunde überzeugt sind, Versager zu sein.

Die Abhängigkeit von der Anerkennung anderer Menschen setzt wiederum eine neue verhängnisvolle Spirale in Gang: Wer alles tut, nur um die anderen nicht zu enttäuschen und ihren Maßstäben gerecht zu werden, stellt zwangsläufig seine eigenen Bedürfnisse und Vorstellungen hintan. Das kostet enorme Anstrengung, zehrt an den Kräften – und kann unter Umständen zu neuen Versagensängsten führen.

Von Selbstzweifeln zur Selbstannahme

Tief sitzende Selbstzweifel lassen sich nicht so ohne weiteres ablegen. Es kostet enorme Kraft, sie zu überwinden. Die Psychologin Silke Steininger, die als Achtsamkeitstrainerin und Coach für Lebensfreude arbeitet, kann das aus eigener Erfahrung bestätigen. Auf ihrer Homepage berichtet sie von ihrem beschwerlichen Weg zu einem erfüllten, zufriedenen Leben:[7]

»Mein früheres Selbst war durchaus zufrieden mit seinem Leben. Ich hatte eine tolle Familie, wunderbare Freunde, genug Geld, Hobbys, die mir Spaß machten. Aber etwas nagte an mir: Wieso war ich nicht glücklich? Fehlte etwas?«

Erst mit der Zeit kam die Ursache ans Licht: »Ich wurde depressiv – oder sagen wir: Meine Depression wurde so stark, dass mir langsam aufzugehen begann, dass *nicht* alles in Ordnung war. Jeder Tag war ein Kampf. Vom ersten Blick in den Spiegel – ›Bist du heute für andere zumutbar?‹ – bis zum letzten Gedanken am Abend – ›Hast du heute genug geschafft?‹ – galten alle meine Bemühungen, bestimmten Vorstellungen zu entsprechen. ›Du solltest dieses …‹, ›Du müsstest jenes …‹, flüsterte mein Verstand beständig. Ich hielt dies für meine Vorstellungen – und realisierte nicht, dass diese Stimme in meinem Kopf mitnichten meine eigene war, sondern nur das Echo von Programmen von anderen, die ich freiwillig übernommen hatte.«

Silke Steininger nahm ärztliche Hilfe in Anspruch und begann darüber hinaus, sich mithilfe von Achtsamkeitstechniken nach innen zu wenden, um ihr inneres Selbst besser verstehen und dadurch liebevoller mit sich selbst umgehen zu können. Das brachte die befreiende Wende: »Mein Verstand wurde kleinlauter und es fiel mir immer leichter, meinem Herzen zu folgen. Ich ließ mich einfach von dem inneren Sehnen leiten und nicht mehr von ›Du solltest …‹ oder ›Du müsstest …‹. Jetzt bin ich hier, in meinem neuen Leben – empfinde Freude Tag für Tag – auch bei der Arbeit, kann mich selber im Spiegel liebevoll ansehen und zu mir selbst stehen. Früher hätte ich mir nicht träumen lassen, dass mein Leben einmal derart einfach und schön sein würde.«

Selbstsicherheit gewinnen

»Niemand kann Sie ohne Ihre Zustimmung unterschätzen.« Dieser Satz der Menschenrechtsaktivistin und US-Präsidentengattin Eleanor Roosevelt besagt: Jeder von uns muss selbst entscheiden, für wie wertvoll oder minderwertig er sich hält. Kein Mensch kann uns unseren Selbstwert absprechen, solange wir das nicht zulassen. Wer sich selbst als liebenswerten Menschen ansieht – der ist ein liebenswerter Mensch, unabhängig von seinem gesellschaftlichen Status, seiner Bildung, seiner Lebenssituation.

Wenn Sie an Ihren Selbstwert glauben, bedeutet das weder, dass Sie Ihre Fehler und Schwächen verleugnen, noch dass Sie davor kapitulieren. Es bedeutet vielmehr, dass Sie sich mit Ihren Unzulänglichkeiten annehmen und bereit sind, aus Fehlern zu lernen und aus Ihren Möglichkeiten das Beste zu machen.

In diesem Sinne sind die beiden folgenden Übungen zu verstehen: Sie können Ihnen helfen, sich in Ihrer Persönlichkeit besser wahrzunehmen und anzunehmen, und bestärken Sie in Ihren Standpunkten und Zielen.[8]

Übung 2: Selbstbewertungen umformulieren

Ziehen Sie sich an einen ruhigen Ort zurück und schließen Sie die Augen. Sagen Sie mehrere Male laut und deutlich einen typischen Satz, mit dem Sie sich häufig selbst negativ bewerten, wie etwa: »Ich benehme mich furchtbar unbeholfen!« Spüren Sie nun in sich hinein: Wie fühlen Sie sich bei dieser Selbstbewertung? Unglücklich – frustriert – beschämt? Wählen Sie einen Begriff, der Ihrem Gefühl am nächsten kommt, und bilden Sie damit einen neuen Satz, den Sie mit einem Ziel verknüpfen, beispielsweise: »Ich bin unglücklich und suche einen Weg, um vor anderen sicherer aufzutreten.« Damit ändern Sie Ihre gedankliche Perspektive: Im Vordergrund stehen nicht mehr Ihre frustrierten Gefühle, sondern Ihre Wünsche und Ziele. Und statt die vermeintliche Tatsache resigniert hinzunehmen, beginnen Sie nach Wegen zu suchen, um Ihrem Ziel näherzukommen.

☺ **Übung 3: Fest verankert**
Ziehen Sie Ihre Schuhe aus und stellen Sie sich in Socken oder barfuß aufrecht hin, die Füße hüftbreit auseinander, die Knie ganz leicht angewinkelt. Spüren Sie den Kontakt Ihrer Fußsohlen zum Boden. Schließen Sie die Augen und atmen Sie einige Male ruhig ein und aus. Nun stellen Sie sich vor, wie Ihre Füße bei jedem Atemzug weiter in den Boden hineinwachsen, als wären sie Wurzeln. Spüren Sie, wie Ihre »Wurzeln« fest im Boden verankert sind und Ihnen einen soliden Stand gewähren. Beim nächsten Atemzug stellen Sie sich vor, an Ihrem Scheitel sei eine Schnur befestigt, die Ihren Körper aufrichtet und nach oben streckt. Atmen Sie weiter tief und ruhig ein und aus. Nach einer Weile lassen Sie die Arme langsam sinken und nach einigen Atemzügen öffnen Sie die Augen wieder. Diese Übung verleiht Ihnen mehr innere Festigkeit und hilft Ihnen, in schwierigen Situationen Ihren Standpunkt zu finden.

Der Umgang mit Kritik

Die eigenen Schwächen und Unzulänglichkeiten im Stillen mit sich auszumachen ist die eine Sache. Etwas anderes ist es, von einer anderen Person auf einen Fehler hingewiesen zu werden. Das kann sich unter Umständen sehr schmerzhaft anfühlen. Wie groß oder klein der Schmerz ist, hängt dabei entscheidend vom Selbstwertgefühl ab. Je mehr wir an unserem Selbstwert zweifeln, desto sensibler reagieren wir auf kritische Bemerkungen und desto schwerer fällt es uns, angemessen darauf zu reagieren.

Wer Kritik als einen Angriff versteht, kommt nur allzu leicht in Versuchung, mit einem Gegenangriff zu kontern, um den Kritiker seinerseits an einem empfindlichen Punkt zu treffen. Mit dem unguten Effekt, dass aus der Auseinandersetzung im Handumdrehen ein Gefecht wird. Ebenso ungünstig ist der Versuch, sich nach einer kritischen Bemerkung umgehend zu rechtfertigen. Man manövriert sich auf diese Weise ungewollt in eine unterlegene Position hinein. Beide Reaktionen schaffen damit letztlich eine Konfliktsituation, aus der zumindest eine Partei als Verlierer hervorgeht.

Ein konstruktiver und angemessener Umgang mit Kritik hingegen sieht anders aus:

- Hören Sie Ihrem Kritiker zu, ohne ihn zu unterbrechen.
- Wenn Ihnen an der Kritik etwas unklar ist, haken Sie nach und bitten Sie um Erläuterung.
- Überlegen Sie, ob an der Kritik etwas dran ist. Wenn ja, räumen Sie Ihren Fehler ein und entschuldigen Sie sich dafür.
- Sollten Sie die Meinung Ihres Gegenübers nicht teilen, weisen Sie die Kritik zurück, ohne dabei aggressiv oder verletzend zu werden.
- Sofern Sie unschlüssig sind, wie Sie mit der Kritik umgehen sollen, verzichten Sie auf eine unmittelbare Reaktion und nehmen Sie sich Zeit, darüber nachzudenken, bis Sie zu einem klaren Ergebnis gekommen sind.

Aus Fehlern kann man lernen

Grundsätzlich sollten Sie immer daran denken: Eine Kritik ist eine Meinung – nicht mehr und nicht weniger. Es steht Ihnen frei, diese Meinung zu teilen oder nicht.

Soweit es sich um eine Person handelt, die Ihnen wohlgesinnt ist, können Sie die Kritik im Übrigen als Zeichen der Sympathie sehen: Ihr Kritiker möchte Ihnen unangenehme Folgen ersparen, indem er Sie auf einen Fehler oder ein ungünstiges Verhalten aufmerksam macht. Er bietet Ihnen damit eine faire Chance, Ihren Fehler zu korrigieren, bevor andere – womöglich mit weniger Rücksicht und Feingefühl – ihn beanstanden.

Dem Kritiker hinter der Selbstkritik auf der Spur

Denken Sie immer daran: Jeder Mensch macht Fehler – warum sollte es bei Ihnen anders sein? Fehler sind noch lange kein

Grund, sich als Versager zu fühlen. Mit unangemessenen Selbstvorwürfen tun Sie jedenfalls niemandem einen Gefallen. Denn Sie setzen damit nicht nur sich selbst herab, sondern strahlen Ihre negativen Gefühle auch auf die Menschen in Ihrer Umgebung aus.

Der Autor und Schauspieler Pierre Franckh schildert in einem seiner Bestseller, wie er es schaffte, sich von den negativen Selbstbewertungen zu trennen, unter denen er jahrzehntelang gelitten hatte.[9] Er begann alle Glaubenssätze aufzuschreiben, die er mit sich herumtrug. Es wurde eine stattliche Liste, die er sich immer wieder selbst vorlas. Bis einige Tage später etwas Unerwartetes geschah: Er hörte beim Lesen der Sätze nicht mehr seine eigene Stimme, sondern die seines Vaters. Und er stellte erstaunt fest: »Der Satz verlor an Kraft, als ich seinen Ursprung entdeckt hatte. Er hatte nicht mehr diese Macht über mich.« In den folgenden Tagen entdeckte Franckh immer mehr die wahren Urheber seiner negativen Glaubenssätze: Mutter, Bruder, Lehrer... Sie waren es, die ihm in seiner Kindheit diese Dinge vorgehalten hatten, weil er sich nicht so verhielt, wie sie es wollten. Jetzt plötzlich lösten sich die Glaubenssätze auf und er konnte anfangen, sich mit neuen Augen zu betrachten – nicht mehr verurteilend, sondern liebevoll.

Die Zauberkraft der Affirmation

Wenn Sie nun den Wunsch verspüren, in Zukunft liebevoller und wertschätzender mit sich selbst umzugehen, sollten Sie ein »Instrument« ausprobieren, das Ihnen dabei helfen kann: die Affirmation.

Es handelt sich hierbei um selbstbejahende Sätze, die man ähnlich wie ein Mantra anwendet, indem man sie oft und regelmäßig wiederholt. Auf diese Weise können Sie langfristig größere Zuversicht, Gelassenheit, Akzeptanz und Wertschätzung für sich selbst gewinnen.

Und nicht nur das. Indem Sie Ihren Gedanken regelmäßig gezielte Aufmerksamkeit schenken, entsteht ein größeres »Selbst-Bewusstsein« in Ihnen. Sie kommen weg von negativen Selbstbewertungen (»Ich kann überhaupt nichts.« – »Immer entscheide ich mich falsch.«) oder Selbstbeschimpfungen (»Ich dumme Gans!« – »Ich bin so was von bescheuert!«) und lernen, Ihre inneren Dialoge annehmend und liebevoll zu gestalten. Durch diese anerkennenden Selbstbewertungen können Sie auch Ihre Stimmung und Ihre Kommunikation positiv beeinflussen.

Affirmationen lassen sich z. B. nutzen, um sich selbst zu bestärken, etwa mit Sätzen wie:

- »Ich verdiene es, geachtet zu werden.«
- »Ich vertraue meinen Stärken und Fähigkeiten.«
- »Ich bin stolz auf meine gute Arbeit.«
- »Ich stehe zu meinen Entscheidungen.«

Selbstbejahende Sätze sind außerdem hilfreich, wenn es darum geht, schwierige Situationen zu meistern. Dazu helfen beispielsweise Affirmationen wie diese:

- »Ich finde eine Lösung für ...«
- »Ich komme mit ... zurecht.«
- »Ich bin der Aufgabe gewachsen.«
- »Ich nehme die Herausforderung an.«

Dabei sollten Sie Ihre Aufmerksamkeit nicht nur auf die Probleme richten, die Sie überwinden wollen, sondern vor allem auf die Ziele, die Sie anstreben. Mit einer Affirmation können Sie entsprechende Ziele formulieren und diese zuversichtlich ansteuern, indem Sie sich beispielsweise sagen:

- »Ich nehme mir mehr Zeit für ...«
- »Ich bin bereit für ...«
- »Ich gebe mein Bestes bei ...«
- »Ich weiß, dass ich es schaffe.«

Tipp: Auf viele Wiederholungen kommt es an
Wenn Sie eine passende Affirmation für sich gefunden haben, nehmen Sie sich täglich einige Minuten Zeit, um den selbstbejahenden Satz zu wiederholen. Dabei können Sie selbst entscheiden, ob Sie den Satz in Gedanken formulieren, ihn flüstern oder ihn laut aussprechen. Zusätzlich können Sie Ihren gewählten Satz auf einem Zettel notieren, den Sie an einer gut sichtbaren Stelle anbringen, damit er Sie immer wieder in Ihrer selbstbejahenden Haltung bestärkt. Solange es sich nicht um die Lösung eines kurzfristig anstehenden Problems handelt, sollten Sie sich mehrere Wochen, eventuell sogar mehrere Monate lang täglich Zeit für Ihre Affirmation nehmen. Wenn Sie sicher sind, dass Sie die Selbstbejahung verinnerlicht haben, können Sie sich anschließend, wenn Sie möchten, einen neuen Satz wählen.

Wie sehe ich aus?

Ein verhängnisvoller Irrweg ist es nicht zuletzt, das eigene Aussehen nach den vermeintlichen Maßstäben anderer zu richten. Denn wie schön oder attraktiv Sie sich selbst finden, stimmt nicht unbedingt mit dem überein, wie schön oder attraktiv Sie von anderen eingeschätzt werden. Gerade wir Frauen neigen ja, was unser Aussehen betrifft, zu einer überkritischen Selbsteinschätzung – die schnell zur Selbstwertfalle werden kann.

Prüfen Sie einmal selbst: Was empfinden Sie, wenn Sie sich morgens im Spiegel betrachten? Wahrscheinlich nicht immer pure Freude angesichts der Tatsache, dass sich das fortschreitende Alter unaufhaltsam an Ihrer äußeren Erscheinung bemerkbar macht: Die Haut verliert zunehmend an Elastizität und Spannkraft, wird schlaffer und trockener; die Haare bekommen immer mehr Silberfäden, werden spröder und dünner.

Dennoch: Machen Sie sich keine nutzlosen Gedanken über »graue Haare« oder »Krähenfüße« und hadern Sie nicht mit

Ihrem Spiegelbild. Wahre Schönheit hängt nicht von glatter Haut und zartem Teint ab, sondern davon, wie viel Charme, Lebendigkeit und Herzlichkeit Sie ausstrahlen. Anstatt also mit Antifalten-Cremes einen aussichtslosen Kampf gegen die Alterserscheinungen der Haut zu führen, akzeptieren Sie lieber Ihre Mimikfalten als einen Teil Ihrer Persönlichkeit.

»Gesichtsfalten sind die Pfade,
wo das Lächeln spazieren ging.«
Mark Twain

Übung 4: Selbstporträt mit Farben
Nehmen Sie ein aktuelles Porträtfoto von sich selbst, etwa in der Größe DIN A5. Fertigen Sie davon eine Schwarz-Weiß-Kopie an, möglichst in Graustufen, sodass einzelne Partien wie Augenbrauen oder Haare auf dem Papier nicht gänzlich schwarz erscheinen. Wählen Sie als Nächstes einen Buntstift in hellem Farbton und bemalen oder schraffieren Sie mit leichtem Strich einzelne Linien, Konturen und Flächen, die Ihnen an sich besonders gefallen. Anschließend zeichnen Sie mit einer anderen Farbe die Gesichtspartien nach, mit denen Sie einigermaßen zufrieden sind. Zuletzt markieren Sie mit einer dritten Farbe die Stellen, die Ihnen am wenigsten gefallen. Führen Sie alle Striche bewusst liebevoll und anerkennend aus, auch und gerade bei der letzten Farbe. Betrachten Sie zum Schluss Ihr farbenfrohes Porträt mit Wohlwollen und sagen Sie sich: »Das alles gehört zu mir und macht einen Teil meiner Persönlichkeit aus.«

Im Idealfall haben Sie als Frau in der Lebensmitte längst Ihren eigenen, authentischen Stil entwickelt. Dann haben Sie es sicher nicht mehr nötig, jedem Modetrend hinterherzulaufen oder sich »auf jung« zu stylen. Wer sich zwanghaft jugendlich zurechtmacht, erntet damit ohnehin kaum bewundernde, sondern höchstens mitleidige Blicke.

Das bedeutet keineswegs, dass Sie die verfügbaren Möglichkeiten nicht nutzen sollten, um Ihren persönlichen Stil zu kultivieren. Es spricht auch nichts dagegen, dass Sie sich dabei beraten lassen. Eine Freundin mit Kennerblick und gutem Geschmack wird Ihnen in Stilfragen sicher gute Tipps geben können.

Doch grundsätzlich gilt: Je eher Sie bereit sind, zu Ihrem Alter zu stehen, desto mehr gewinnen Sie an Ausstrahlung. Dann fällt es Ihnen auch mit fortschreitendem Alter nicht schwer, sich selbst mit Wohlwollen zu betrachten und sich von Ihrem Spiegelbild die Bestätigung zu holen: »Du bist schön, so wie du bist!«

Übung 5: Nehmen Sie sich ein Beispiel

Setzen Sie sich an einem belebten Ort (beispielsweise im Park oder in einem Straßenlokal) an einen Platz, an dem Sie die Menschen mit Muße betrachten können, ohne dass sich diese dadurch gestört fühlen. Suchen Sie in der Menschenmenge nach einer Frau, die mindestens so alt ist wie Sie, und betrachten Sie sie aufmerksam. Studieren Sie ihre Erscheinung und achten Sie dabei nicht nur auf die Art, wie sie sich gekleidet und zurechtgemacht hat, sondern auch auf ihre Gestik und Mimik, ihre Art sich zu bewegen und mit anderen zu kommunizieren. Was gefällt Ihnen an der Erscheinung dieser Frau? Welche Details tragen besonders zu einem positiven Bild bei? Sie werden feststellen, dass die rein äußerlichen Merkmale nur einen Teil der Gesamtausstrahlung ausmachen.

4. Gefühle wahrnehmen und äußern

Mit seinen Gefühlen geht jeder Mensch auf eigene Weise um. Der eine neigt dazu, sie impulsiv auszuleben und merkt nicht, wie viel Energie ihm das heftige Auf und Ab der Gefühle raubt. Der andere erlaubt sich nicht einmal gegenüber vertrauten Menschen zu zeigen, was in ihm vorgeht, und wird von seiner Umwelt deshalb als reserviert oder gar gefühlsarm wahrgenommen. Wie in vielen anderen Dingen kommt es auch hier auf eine gesunde Balance an. Wer anfängt, sich der eigenen Gefühlswelt zuzuwenden, und positive wie negative Empfindungen anzunehmen lernt, wird merken: Ein achtsamer Umgang mit Gefühlen bereichert das Leben.

Die Macht der Gefühle und emotionale Intelligenz

Die Fähigkeit, angemessen mit Gefühlen umzugehen, bezeichnet man als emotionale Intelligenz. Diesen Begriff – oft mit EQ abgekürzt – prägte in den Neunzigerjahren des vergangenen Jahrhunderts der US-amerikanische Psychologe Daniel Goleman.[10] Er beschrieb fünf Eigenschaften, die einen Menschen mit hoher emotionaler Intelligenz auszeichnen:

- Ein emotional begabter Mensch ist in der Lage, die eigenen Emotionen und deren Ursachen feinfühlig wahrzunehmen.
- Er kann seine Emotionen so handhaben und steuern, dass er sie weitgehend im Griff hat – und nicht umgekehrt.
- Er ist imstande, seine Emotionen in den Dienst seiner Ziele und Wünsche zu stellen und sie somit produktiv zu nutzen.
- Er ist in der Lage, sich in einen anderen Menschen einzufühlen und selbst dessen unausgesprochene Gefühle und Gedanken zu erfassen.

- Diese vier Eigenschaften ermöglichen es ihm als Fünftes, Beziehungen und Freundschaften aufzubauen und zu pflegen.

Daniel Goleman vertrat bereits in den Neunzigerjahren des vergangenen Jahrhunderts die Auffassung, dass der EQ nicht weniger bedeutend sei als der IQ (Intelligenzquotient). Denn Letzterer entscheide zu höchstens 20 Prozent über den Lebenserfolg eines Menschen. Die restlichen 80 Prozent seien auf andere Faktoren, darunter zu einem wesentlichen Anteil den EQ, zurückzuführen.

Tatsächlich haben zahlreiche Studien seither belegt, dass Menschen mit hoher emotionaler Intelligenz nicht nur glücklichere Beziehungen und größere Erfolge in Schule und Beruf vorweisen können, sondern auch weniger anfällig sind für Depressionen und Suchterkrankungen.

Tipp: Der Tag beginnt – mit Schreiben
Bevor Sie sich morgens Ihren gewohnten Aufgaben zuwenden, widmen Sie sich kurz Ihren eigenen Gefühlen und Gedanken. Schreiben Sie fünf Minuten lang alles auf, was Ihnen gerade in den Sinn kommt. Denken Sie nicht lange nach, korrigieren und bewerten Sie nichts. Es kommt weder auf geschliffene Formulierungen noch auf kluge Sätze an. Folgen Sie einfach dem Fluss Ihrer Gedanken – selbst wenn Sie das Gefühl haben, nur banale Texte zu produzieren. Das Schreiben mit der Hand (nicht mit dem Computer!) hat einen wohltuenden Effekt: Es verschafft Ihnen einen besseren Zugang zu Ihren Emotionen und bringt Ordnung in Ihre Gefühlswelt.

Wut, Ärger und Co. – darf das sein?

»Du hast überhaupt keinen Grund, dich aufzuregen!« – »Ich verstehe gar nicht, warum du dich so ärgerst!« Haben Sie solche Sätze schon einmal von einem Menschen zu hören bekommen, dem Sie gerade Ihre verletzten Gefühle offenbart haben? Wenn ja, wie haben Sie sich danach gefühlt? Vermutlich hat sich Ihr innerer Aufruhr nach einer so wenig einfühlsamen Reaktion nicht gelegt, sondern ist nur noch größer geworden.

Woran liegt es, dass negative Gefühlsäußerungen wie Wut, Enttäuschung oder Verstimmung bei anderen Menschen oft auf Unverständnis stoßen, manchmal auch belächelt oder schroff zurückgewiesen werden? Haben negative Gefühle keine Existenzberechtigung?

Heftige Gefühle gehören zur emotionalen Grundausstattung eines jeden Menschen; das kam am Anfang dieses Kapitels bereits zur Sprache. Leider haben negative Gefühlsäußerungen die Eigenschaft, dass sie Stress und Spannungen erzeugen – eine Atmosphäre, in der sich niemand wohlfühlt und die man gewöhnlich so gut wie möglich zu verhindern sucht. Hinzu kommt, dass Frust und Ärger ansteckend wirken und somit anderen die gute Laune verderben können.

Wenn jemand also die heftigen Gefühle seines Gegenübers abzuwehren versucht, so steckt dahinter meist der Wunsch, eine angenehme Atmosphäre aufrechtzuerhalten. Leider funktioniert das nur selten, eher passiert das Gegenteil: Der Gesprächspartner ist umso frustrierter, denn er fühlt sich in seiner Situation weder verstanden noch ernst genommen.

Es kommt allerdings vor, dass Menschen negative Gefühle nicht nur bei anderen abwehren, sondern sogar bei sich selbst. Das hängt sehr oft mit Erfahrungen aus der Kindheit zusammen. Viele Erwachsene haben als Kinder erlebt, dass Eltern und Erzieher auf ihre heftigen Gefühlsäußerungen mit Strenge und Drohungen reagierten: »Hör sofort auf, hier herumzuschreien, sonst gibt's Ärger!« – »Mach nicht so ein beleidigtes Gesicht, das will niemand sehen!« – »Hört endlich auf zu streiten, Kinder, und seid wieder lieb!« Aus solchen Äußerungen hört ein Kind die Botschaft heraus: »Wenn du wütend bist, hast du Zurechtweisung verdient.« – »Wenn du missgelaunt bist, mag dich keiner.« – »Wenn du mit anderen streitest, bist du böse.«

Tatsächlich wurden Kinder in früheren Zeiten viel stärker als heute dazu angehalten, sich »anständig zu benehmen«, besonders in der Öffentlichkeit. Gefühlsausbrüche hatten in dieser Erziehungsauffassung keinen Platz. Bei Jungen machte man noch eher Zugeständnisse und wertete gelegentliche Zornesausbrüche als geschlechtstypisches Draufgängertum. Von Mädchen dagegen wurde erwartet, dass sie sich stets brav und angepasst verhielten.

Auf diese Weise lernten Kinder, heftige Gefühlsäußerungen zu unterdrücken. Viele Menschen haben diese Haltung so verinnerlicht, dass sie sie unbewusst als Erwachsene beibehalten. Das kann unter Umständen dazu führen, dass sie heftige Gefühle wie Wut, Ärger oder Aggressionen mit aller Macht zurückhalten. Kommt es am Ende doch zu einem Gefühlsausbruch, schämen sie sich zutiefst und machen sich Selbstvorwürfe.

Machen Sie das Beste daraus

Falls Sie sich selbst zu den Menschen zählen, die in ihrer Kindheit gelernt haben, sich stets »zusammenreißen«, um mit ihrem Verhalten nur ja nicht »negativ aufzufallen«, sollten Sie diesem Thema verstärkte Aufmerksamkeit widmen. Machen Sie sich bewusst, dass Sie mit dieser Haltung niemandem einen Gefallen tun, weder anderen noch sich selbst. Denn wenn Sie sich heftige Gemütsregungen nicht zugestehen, blockieren Sie damit auch Ihre positiven Gefühle wie Zufriedenheit, Freude oder Mitgefühl.

Hinzu kommt, dass sich starke Gefühle auf Dauer nicht verdrängen lassen. Selbst wenn Sie sie für einige Zeit erfolgreich zurückhalten können, bleiben sie gegenwärtig und arbeiten, anstatt abzuebben, tief in Ihrem Inneren weiter. Und da in Ihrem Umfeld kaum jemand ahnt, wie es in Ihrem Inneren aussieht, wird auch niemand auf Ihren Gemütszustand Rücksicht nehmen. So kann es passieren, dass Ihre Anspannung letztlich doch in einem Gefühlsausbruch endet. Mit dem Effekt, dass sich die Menschen in Ihrem Umfeld vor den Kopf gestoßen fühlen. Noch erschreckender aber ist die Situation für Sie selbst. Denn Sie fühlen sich Ihren Emotionen hilflos ausgeliefert und nicht in der Lage, Ihr eigenes Verhalten zu steuern.

Sie sollten daher niemals Ihre Energie darauf verwenden, Ärger und Wut zu unterdrücken. Geben Sie Ihrem Ärger vielmehr Raum – jedoch auf konstruktive Weise! Anstatt Ihren Unmut an anderen Menschen auszulassen, setzen Sie Ihre Kampfeslaune dazu ein, die Bedingungen, die Ihren Ärger verursacht haben, positiv zu verändern. Dabei kann Ihnen die folgende Übung helfen.

Übung 6: Hinter der Wut den Wunsch entdecken

Wenn Sie von heftigen Gefühlen überwältigt werden und in dieser Situation Gelegenheit finden, sich an einen ungestörten Ort zurückzuziehen, nutzen Sie diese. Schließen Sie die Augen, atmen Sie einige Male tief durch und richten Sie Ihre ganze Aufmerksamkeit auf Ihre Gefühle. Versuchen Sie, möglichst viele Begriffe dafür zu finden, wie Sie sich fühlen: aufgebracht, wütend, zornig, verletzt, getroffen, verärgert, empört, verstimmt… Sprechen Sie diese Begriffe laut aus. Wenn Ihnen keine neuen Adjektive mehr einfallen, wiederholen Sie von den bereits benannten diejenigen, die Ihrem Gefühlszustand am nächsten kommen. Grenzen Sie die Begriffe immer weiter ein, bis am Ende nur noch einer, der treffendste, übrig bleibt. Bilden Sie mit diesem Wort einen neuen Satz, den Sie mit einem Wunsch verbinden. Beispielsweise: »Ich bin verletzt, weil ich mich ausgenutzt fühle, und möchte, dass meine Kollegen (Freunde, Verwandten) meine Hilfsbereitschaft mehr wertschätzen.«

Diese Übung hat eine ähnliche Wirkung wie Übung 2: Sie lenkt Ihre Aufmerksamkeit auf den Wunsch, der hinter Ihrem Gefühl steckt, sodass Sie Ihre Energie gezielt einsetzen können, um der Erfüllung dieses Wunsches näherzukommen.

Vom Zulassen zum Zuhören

Um auf die weiter oben beschriebene Situation zurückzukommen: Wie können Sie reagieren, wenn nicht Ihre eigene Gefühlswelt in Aufruhr geraten ist, sondern die einer anderen Person – beispielsweise einer befreundeten Arbeitskollegin? Wie gesagt, Gefühlsäußerungen abzuwehren oder kleinzureden wäre wenig einfühlsam. Damit beweisen Sie Ihrer Kollegin gegenüber nur Unverständnis. Auf sie einzugehen, erfordert allerdings Empathie und Fingerspitzengefühl.

Beachten Sie vor allem: Ihre Kollegin wird vermutlich keinen Rat von Ihnen erwarten, selbst wenn es für Sie so aussehen mag. Deshalb sollten Sie sich mit voreiligen Ratschlägen und fertigen Lösungen möglichst zurückhalten. Denn damit erwecken Sie nur den Eindruck, dass Sie Ihre Gesprächspartnerin nicht für fähig halten, eine eigene Lösung für ihr Problem zu finden – womit Sie ihren Frust nur verstärken.

Anstatt also das Wort an sich zu reißen, sollten Sie Ihrer Kollegin Ihre ungeteilte Aufmerksamkeit widmen und sie zum Erzählen ermutigen, indem Sie ihr zeigen, dass Sie »ganz Ohr« sind. Aktives Zuhören nennt man diese Gesprächstechnik, die auf den Psychologen Carl R. Rogers (1902–1987) zurückgeht.

Wobei der Begriff »Zuhören« nicht falsch zu verstehen ist: Er bedeutet nicht, dass Sie das Erzählte schweigend aufnehmen sollten. Vielmehr geht es darum, Ihre Gesprächspartnerin durch Ihre Kommentare zum Weitersprechen zu ermutigen. Zu den wichtigsten Techniken des aktiven Zuhörens gehört beispielsweise das Nachfragen, mit dem Sie sich vergewissern, dass Sie die Ausführungen Ihrer Gesprächspartnerin richtig verstanden haben. Außerdem sollten Sie das Gehörte zwischendurch mit Ihren eigenen Worten kurz zusammenfassen.

Am meisten jedoch kommt es bei dieser Gesprächstechnik darauf an, dass Sie die Gefühle Ihres Gegenübers aufgreifen und benennen – so, wie Sie sie verstanden haben: »Ich kann mir vorstellen, dass du darüber sehr enttäuscht bist.« – »Das hat dich sicher sehr geärgert.« Mit dieser Haltung zeigen Sie Ihrer Kollegin nicht nur, dass Sie ihre Gefühle akzeptieren und verstehen, sondern Sie helfen ihr womöglich auch, eine Lösung zu finden. Denn das ungehinderte Erzählen hilft in vielen Situationen, Ordnung in die eigenen Gefühle und Gedanken zu bringen, sodass sich plötzlich von selbst eine Lösung auftut.

Weitere Erläuterungen und eine Übung zum aktiven Zuhören finden Sie in Kapitel 10, Abschnitt »Respektvolle Kommunikation – der Schlüssel zum Miteinander«.

Dankbarkeit spüren und bekunden

Zu den Eigenschaften unserer Gefühle gehört, dass manche zueinander im Widerstreit stehen und sich gegenseitig ausschließen. Ein Mensch kann sich beispielsweise nicht fröhlich und traurig zugleich fühlen. Ebenso wenig lassen sich Unzufriedenheit und Zufriedenheit miteinander vereinbaren.

Unzufriedenheit ist im Grunde nichts anderes als ein Zustand des Mangels: Wir fühlen uns im Vergleich zu anderen benachteiligt und hadern mit unserer Situation. Das versetzt uns in eine Missstimmung, die wir auch auf unsere Umgebung ausstrahlen.

Zufriedenheit dagegen ist ein Zustand der Fülle: Wir fühlen uns gut versorgt mit allem, was wir brauchen, sind ausgeglichen und in Harmonie mit uns selbst und unserer Umwelt.

Diesen Zustand der Fülle sollten Sie anstreben und nicht zulassen, dass die Unzufriedenheit Ihre positiven Gefühle verdrängt. Um das zu erreichen, steht Ihnen ein sehr effektives Mittel zur Verfügung: Dankbarkeit.

Tatsächlich ist Dankbarkeit eine Eigenschaft, die sich trainieren lässt. Denn letztlich entscheiden Sie selbst, was Sie als gut oder schlecht, als gerecht oder ungerecht, als Stärke oder Schwäche empfinden. All das hängt allein von Ihrer Einstellung ab. Es lohnt sich also, den Blickwinkel zu verändern und Dankbarkeit zu üben.

Nichts ist selbstverständlich

Lenken Sie Ihren Blick einmal gezielt auf das Gute, das Ihnen Tag für Tag begegnet. Betrachten Sie die gewohnten Abläufe, die Sie bisher als selbstverständlich genommen haben, bewusst mit den Augen der Dankbarkeit. Sie werden staunen, wie viele Anlässe für Dank im Laufe eines einzigen Tages zusammenkommen. Hier nur einige wenige Beispiele:

Seien Sie dankbar, wenn Sie

- gut geschlafen haben und morgens erholt erwachen,
- im Kleiderschrank etwas Hübsches zum Anziehen finden,
- mit einem geliebten Menschen zusammen am Frühstückstisch sitzen können,
- den Motor Ihres Wagens trotz Winterkälte starten können …

Trainieren Sie Ihre Dankbarkeit, indem Sie solche Dinge bewusst wahrnehmen und dafür Dank sagen. Das Training können Sie zu jeder Zeit und an jedem Ort durchführen – bei allem, was Ihnen im Alltag begegnet.

Sie können auch für einige Zeit ein Tagebuch führen und jeden Abend dort eintragen, was Ihnen tagsüber an Positivem begegnet ist. Wahrscheinlich werden Sie dabei eine überraschende Feststellung machen: Wenn man unverhofft etwas Gutes erlebt, freut man sich in dem Moment – doch bald verflüchtigt sich das Hochgefühl. Abends hat man dann das Gefühl: Es war ein Tag wie jeder andere – nichts Besonderes. Erst die abendliche Rückbesinnung macht bewusst, wie viel Gutes einem begegnet ist.

Übung 7: Dank-Rundgang

Ziehen Sie sich zu Hause in einen Raum zurück, in dem Sie sich gern aufhalten und besonders wohlfühlen. Stellen Sie sich aufrecht hin und atmen Sie einige Male ruhig ein und aus. Dann beginnen Sie sich mit langsamen Schritten im Kreis durch das Zimmer zu bewegen und allem, was in Ihr Sichtfeld kommt, ein ausdrückliches »Danke« zu sagen: dem Sessel, der Couch, dem

Bild an der Wand, der Zimmerpflanze, dem Telefon etc. Zunächst mag Ihnen diese Übung etwas eigenartig vorkommen. Doch allmählich werden Sie anfangen, mit all den Gegenständen erfreuliche Ereignisse zu verknüpfen: Am Telefon haben Sie mit Ihrer Freundin ein bereicherndes Gespräch geführt. Ihre Lieblings-CD war eine wundervolle Geburtstagsüberraschung Ihrer Tochter. Das Buch im Regal hat Ihnen im letzten Urlaub vergnügliche Lesestunden bereitet... So wird Ihnen im Laufe der Übung zunehmend bewusst, von wie vielen angenehmen, erfreulichen Dingen Sie umgeben sind.

Wenn Ihnen das Danksagen mit der Zeit vertrauter geworden ist, können Sie Ihr Training auf eine höhere Stufe verlagern: Richten Sie Ihren Dank an Dinge, mit denen Sie weniger zufrieden sind. Anstatt z. B. Ihre Freundin um ihre Luxuswohnung zu beneiden – seien Sie dankbar für Ihr gemütliches kleines Zuhause. Anstatt sich wegen Ihres bescheidenen Gehalts benachteiligt zu fühlen – betrachten Sie es als ein Geschenk, täglich mit Freude zur Arbeit gehen zu dürfen.

Die höchste Stufe der Dankbarkeit haben Sie schließlich erreicht, wenn Sie auch schmerzliche Ereignisse, ja sogar Schicksalsschläge dankend annehmen können – weil Sie wissen, dass gerade das Schwere einen tieferen Sinn hat und Sie innerlich wachsen lässt.

Dank als Zeichen der Wertschätzung

Wenn wir uns dankbar zeigen, so hat das nicht nur eine positive Auswirkung auf uns selbst, sondern auch auf die Menschen, an die wir unsere Dankbarkeit richten. Gewiss gebietet es uns schon die Höflichkeit, uns für die Gefälligkeiten anderer zu bedanken. Doch wenn wir damit ein Zeichen echter Wertschätzung verbinden, so ist unser Dank mehr als eine bloße Höflichkeitsfloskel.

Es ist daher gut, wenn Sie gelegentlich – wo immer es angebracht erscheint – nicht nur das Wort »Danke« sagen, sondern auch zum Ausdruck bringen, wofür sie dankbar sind. Dazu ein paar Beispiele:

- Wenn Ihr Kind in der Nacht beim Nachhausekommen von einer Party ganz leise war: »Danke, dass ich heute Nacht ungestört schlafen konnte, das hat mir richtig gutgetan!«
- Wenn Ihr Partner sich Zeit für ein Gespräch mit Ihnen genommen hat: »Danke, dass du mir zugehört hast, jetzt fühle ich mich viel besser.«
- Wenn Ihnen Ihre Kollegin eine Arbeit abgenommen hat: »Ohne deine Hilfe wäre ich nicht mehr rechtzeitig in die Theatervorstellung gekommen – danke!«

Mit solcher Wertschätzung beschenken Sie nicht nur die angesprochene Person. Auch Sie selbst erkennen stets aufs Neue, wie reich Ihr Leben durch die Beziehungen zu anderen Menschen ist.

Nachsicht und Vergebung für sich und andere

»Das werde ich dir nie verzeihen!« – »Das sollst du mir büßen!« Haben Sie solche Sätze etwas schon einmal zu einem Menschen gesagt? Oder sie zumindest in Gedanken formuliert? Sicher kennen Sie den brennenden Wunsch nach Vergeltung, wenn Ihnen ein anderer Mensch Unrecht getan, Sie verletzt oder gedemütigt hat. Vielleicht wünschen Sie der betreffenden Person nun ebenso Schlimmes an den Hals oder strafen sie mit Nichtbeachtung.

Befreien Sie sich von Ihrem Groll

Doch wer bittere Gedanken und Rachegefühle mit sich herumträgt, schadet sich selbst mehr als dem anderen. Wer an seiner vermeintlich »gerechten Wut« festhält, findet keinen Frieden, weil Groll und Rachsucht sein Denken vergiften und die Gedanken an das erlittene Unrecht und den damit verbundenen Schmerz nicht zur Ruhe kommen lassen.

Es gibt nur einen Weg, sich aus diesem Dilemma zu befreien: Wir müssen lernen, den anderen zu vergeben. Damit tun sich die meisten von uns allerdings schwer, weil sie glauben, Vergebung hieße, der Tat zuzustimmen und sie gutzuheißen. Doch dem ist nicht so. Was ein anderer Mensch uns angetan hat, können wir sehr wohl als falsch oder niederträchtig werten, doch wir sollten nicht zulassen, dass diese Tat unser Leben auf Dauer negativ beeinflusst. Nicht zu verzeihen bedeutet, nicht zu vergessen – und lässt die Gedanken an das erlittene Unrecht und den damit verbundenen Schmerz immer wieder aufleben. Erst wenn wir aufhören, mit dem Pfeil, der auf uns abgeschossen wurde, immer wieder in der Wunde herumzustochern, lässt der Schmerz nach und die Wunde beginnt zu heilen.

»SEI GUT ZU DIR
UND VERGIB DEN ANDEREN.«
Buddhistische Weisheit

Allerdings verschwinden Groll und Hassgefühle selten von allein; meist braucht es dafür aktives Zutun. Es liegt also an jedem Einzelnen, sich von Rachegedanken zu lösen und den Weg der Vergebung zu wählen. Dieser Weg kann lang und beschwerlich sein. Deshalb hat der amerikanische Psychologe Everett Worthington eine Methode entwickelt, mit deren Hilfe man das Vergeben lernen kann.[11] Sie besteht aus den folgenden Schritten:

- Rufen Sie sich das schmerzliche Ereignis so genau und objektiv wie möglich ins Gedächtnis.
- Versuchen Sie, den Vorfall aus der Sicht der Person zu sehen, die Sie verletzt hat.
- Erinnern Sie sich an eine Situation, in der Sie eine andere Person verletzt haben und diese Ihnen verziehen hat. Betrachten Sie diese Vergebung als ein Geschenk, das Sie nun selbst anbieten.

- Bringen Sie Ihre Vergebung mit Worten zum Ausdruck – sei es in einem Brief (den Sie absenden können oder nicht), sei es gegenüber einer dritten Person oder – wenn Sie es können – gegenüber dem Menschen, der Ihnen Unrecht getan hat.
- Wann immer die Erinnerung an die erlittene Verletzung erneut in Ihnen hochsteigt – was Sie weder verhindern können noch sollen –, erinnern Sie sich daran, dass Sie sich für den Weg der Vergebung entschieden haben.

☺ Übung 8: Ein Bild zur Versöhnung

Legen Sie ein Foto der Person, die Sie verletzt hat, vor sich auf den Tisch. Sprechen Sie die Person mit ihrem Namen an, schauen Sie ihr ins Gesicht und schildern Sie ihr so genau wie möglich, womit sie Ihnen Unrecht getan und welche Gefühle das bei Ihnen ausgelöst hat. Wenn Sie spüren, dass Sie innerlich zur Versöhnung bereit sind, nennen Sie die Person erneut bei ihrem Namen und formulieren Sie einen Satz der Vergebung, der etwa so lauten kann: »Ich lasse los, was zwischen uns steht, und verzeihe dir.«

Diese Übung kann Ihnen ebenso wie die nachfolgende helfen, die fünf Schritte der Worthington-Methode auf effektive Weise umzusetzen.

☺ Übung 9: Wie würde ich mich verhalten?

Versuchen Sie nach einem schmerzhaften Ereignis, einmal die Position der Gegenseite einzunehmen. Fragen Sie sich: Welchen Grund mag sie oder er gehabt haben, mich derart zu verletzen? Vielleicht finden Sie eine Erklärung, die das Verhalten dieser Person zumindest verständlich macht, wenn auch nicht unbedingt rechtfertigt. Nachdem Ihnen ein mögliches Motiv klar geworden ist, fragen Sie sich als Nächstes: Wie würde ich mich verhalten, wenn ich dieselben Beweggründe hätte?

Diese Übung kann Ihnen zu der Einsicht verhelfen, dass es wesentlich einfacher ist zu beurteilen, was jemand falsch gemacht hat, als zu sagen, welches Verhalten in der jeweiligen Situation richtig oder zumindest besser gewesen wäre. Eventuell wird Ihnen bei diesen Gedanken auch Ihr eigener Anteil an der Konfliktsituation klarer und Sie können aufhören, sich als »Opfer« zu betrachten. Denn das Problem an der Opferrolle besteht darin, dass man erlittenes Unrecht immer aus einer einseitigen Position betrachtet – eben der des Geschädigten. Den eigenen Anteil am Konflikt, der einem unmittelbar nach dem Vorfall noch bewusst gewesen sein mag, filtert man mit der Zeit aus – bis am Ende ein Schwarz-Weiß-Bild entstanden ist: Auf der einen Seite steht der Täter oder die Täterin, auf der anderen das Opfer.

Oft wird der Vorfall dann noch gegenüber dritten Personen besprochen – ohne das Wissen der angeblichen Täterperson, die dazu also nicht Stellung nehmen kann. Dass dieses Vorgehen nicht fair ist, machen sich die meisten nicht bewusst; es ist ja gang und gäbe, hinter dem Rücken eines Menschen über dessen Fehler zu lästern. Verzichten Sie der Fairness halber auf diese Unsitte. Haben Sie stattdessen den Mut, ein klärendes Gespräch mit der Person zu führen, die es betrifft. Die Übung 8 kann Ihnen dabei helfen, sich mental auf das Gespräch vorzubereiten.

Legen Sie Selbstvorwürfe ab

Ebenso wichtig, wie anderen Menschen zu verzeihen, ist die Bereitschaft, sich selbst zu vergeben. Denn die Feindschaft, die wir uns selbst entgegenbringen, weil wir uns bestimmte Verhaltensweisen oder Gefühle nicht zugestehen, richtet denselben Schaden an wie die Ablehnung der Fehler anderer.

Sich selbst zu verzeihen bedeutet, sich trotz seiner Unzulänglichkeiten als liebenswerten Menschen anzunehmen. Das verschafft uns ein Gefühl der Befreiung. Denn erst wenn wir aufhören, uns für unsere Schwächen zu verurteilen oder sie zu verdrängen, können wir konstruktiv an ihnen arbeiten und sie auf lange Sicht überwinden. Wir verbessern außerdem die Beziehung zu unseren Mitmenschen. Denn je eher wir bereit sind, Nachsicht mit uns selbst zu üben, desto nachsichtiger sind wir auch im Umgang mit den anderen.

Übung 10: Ein Brief an mich selbst

Verfassen Sie in einer ruhigen Stunde einmal einen Brief, der an Sie selbst gerichtet ist. Sprechen Sie sich darin mit Ihrem Namen an und listen Sie alles auf, was Ihnen an sich selbst missfällt – doch fügen Sie am Ende jedes Punkts hinzu: »Trotzdem mag ich dich.« Ziehen Sie zum Schluss ein Resümee, das beispielsweise so lautet: »Ich bin froh, dass es dich gibt!« Stecken Sie den Brief in einen Umschlag und bewahren Sie ihn auf. Lassen Sie einige Wochen oder Monate vergehen, bevor Sie den Brief erneut lesen. So erkennen Sie deutlicher, was sich in Ihrer Gefühlswelt zwischenzeitlich zum Positiven verändert hat.

Sorgen und Grübeleien ade!

»Wenn nur nichts Schlimmes passiert!« Das ist ein Gedanke, der manchen Menschen schon morgens beim Aufwachen in den Sinn kommt und sie auf Schritt und Tritt durch den Tag verfolgt. Dass der Partner auf Geschäftsreisen verunglücken, der pubertierende Nachwuchs mit dem Gesetz in Konflikt geraten oder ein berufliches Projekt sich als phänomenaler Misserfolg herausstellen könnte – solche Katastrophenfantasien kennen wohl alle. Und häufig machen sie uns das Leben unnötig schwer.

Ich sorge mich – und kann nicht anders

Kommen Ihnen die folgenden Glaubenssätze bekannt vor?

- »Es ist meine Pflicht, mir Sorgen zu machen – sonst bin ich ein verantwortungsloser Mensch.« Diese Einstellung trifft vor allem auf Mütter (oder allgemein auf Eltern) zu. Sie glauben, wenn sie sich keine Sorgen um ihren Nachwuchs machen, seien sie Rabeneltern, denen das Wohl ihres Kindes gleichgültig ist. Dem Nachwuchs ist mit ängstlicher Fürsorge jedoch kein bisschen gedient; gerade Jugendliche fühlen sich dabei nur in ihrem Unabhängigkeitsstreben behindert.

- »Ich treffe mit meinen Sorgen Vorkehrungen, damit nichts Schlimmes passiert.« Wer so denkt, ist im Grunde ein abergläubischer Mensch, der sich einbildet, er könne das Schicksal durch mentale Energie beeinflussen.

Tatsächlich kosten Sorgen eine Menge Energie, die jedoch meist vergeudet ist, zumindest soweit sich die Befürchtungen um Ereignisse drehen, die wir nicht beeinflussen können oder deren Eintreten höchst unwahrscheinlich ist. Mit solchen unnützen Sorgen schwächen wir uns nur selbst – und bekommen das zu spüren: Wir können kaum mehr abschalten, haben Schlafschwierigkeiten, fühlen uns erschöpft und ausgelaugt, haben Probleme mit der Konzentration und können aus Angst vor einem befürchteten zukünftigen Ereignis kaum noch die Gegenwart genießen.

Raus aus der Sorgenfalle

Sorgen und Grübeleien sind nicht immer unnütz. Manchmal helfen sie uns tatsächlich, sinnvolle Vorkehrungen zu treffen – solange es um wirklich gefährliche Ereignisse geht, die mit hoher Wahrscheinlichkeit eintreten können. In solchen Fällen können Befürchtungen helfen, Gefahren durch richtige Schutzmaßnahmen abzuwenden. In Situationen, in denen Sorgen und Grübeleien nur schaden, sollten Sie dagegen versuchen, das Gedankenkarussell zu stoppen.

- Das ist tatsächlich wörtlich gemeint. Sobald Sie merken, dass Ihre Gedanken unentwegt um ein Problem kreisen, sagen Sie laut oder in Gedanken ein deutliches »Stopp!« und beginnen Sie eine Tätigkeit, die Sie auf andere Gedanken bringt.

- Wenn Sie nachts grübelnd wachliegen, formulieren Sie in Gedanken ebenfalls ein deutliches »Stopp!« und wiederholen Sie im Geist einige Minuten lang eine Affirmation (siehe Kapitel 3), beispielsweise: »Alles ist gut!«
- Auch Schreiben entlastet. Reservieren Sie sich täglich eine kurze Zeitspanne, zu der Sie Ihre Ängste und Sorgen zu Papier bringen – und zwar nur in diesen reservierten fünf Minuten. So weisen Sie Ihren Befürchtungen einen festen Zeitraum zu und sind ihnen nicht mehr fortwährend ausgeliefert.

Tipp: Glaubenssätze hinterfragen

Wenn Sie dazu neigen, bloße Befürchtungen in Ihrer Vorstellung in Tatsachen umzumünzen, sollten Sie Ihre negativen Glaubenssätze hinterfragen. Sie befürchten, dass Sie bei einem beruflichen Vorhaben versagen werden? Dann fragen Sie sich: »Ist es wirklich vollkommen ausgeschlossen, dass mein Projekt gelingt?« Sie haben Angst, dass Ihr Sohn seine Abschlussprüfungen verpatzt? Dann überlegen Sie: »Besteht tatsächlich keine Chance, dass er die Prüfungen besteht?« Dieser kleine Perspektivenwechsel zeigt Ihnen, auf welch brüchigem Fundament Ihre vermeintlichen Überzeugungen stehen.

5. Stress, lass nach!

Beruf – Familie – Haushalt: Diese drei Aufgabenfelder verlangen Frauen – im Vergleich zu Männern – einen deutlich erhöhten Einsatz ab. Denn während es für viele Frauen heute selbstverständlich ist, einem Beruf nachzugehen, hat trotz aller Gleichberechtigung das traditionelle Rollenmodell nicht gänzlich ausgedient: In Familien mit zwei berufstätigen Partnern ist es Studien zufolge nach wie vor die Frau, die neben dem Beruf den Großteil der Hausarbeit und der Erziehungsarbeit auf sich nimmt. Dieser Dauerstress lässt viele Frauen schnell an die Grenzen ihrer Belastbarkeit gelangen.

Wenn Körper und Seele erschöpft sind

Dauerstress macht krank, diese Tatsache ist längst belegt. Verhängnisvollerweise handelt es sich hier um eine Krankheit, die so schleichend beginnt und fortschreitet, dass sie oft jahrelang nicht bemerkt wird, und deren Anzeichen höchst unterschiedlich sein können: Dazu gehören etwa Müdigkeit, Gereiztheit, Versagensängste, Lustlosigkeit, Erschöpfung, Schlafstörungen, Stimmungsschwankungen, der Rückzug von Freunden, Kollegen und Bekannten, aber auch körperliche Symptome wie Kopfschmerzen, Verdauungsstörungen, Infektanfälligkeit, Schwindel, Hörsturz und Tinnitus. All diese Symptome sind Anzeichen einer Erkrankung, die sich Burnout nennt.

Früher wurde das Burnout-Syndrom als »Managerkrankheit« bezeichnet – was besagen sollte, dass vor allem Männer in Führungspositionen davon betroffen seien. Doch längst hat sich die Erkenntnis durchgesetzt, dass berufstätige Mütter genauso, wenn nicht noch stärker darunter zu leiden haben, denn ihre Aufgaben sind vielfältiger und der Zeitdruck, unter dem sie stehen, ist oft höher als in einer leitenden beruflichen Position. Hinzu kommen die unterschiedlichen Rollen und Verhaltensweisen, die eine berufstätige Frau in unserer Gesellschaft (vermeintlich) zu erfüllen hat. Zu Hause soll sie als einfühlsame Partnerin und fürsorgliche Mutter den Wünschen und Bedürfnissen aller Familienmitglieder gerecht werden. Im Beruf soll sie zielstrebig und selbstsicher auftreten, klare Entscheidungen treffen und sich gegenüber der männlichen Konkurrenz behaupten. Dieser Rollenkonflikt zehrt auf Dauer an den Kräften.

Statistiken haben außerdem ergeben, dass Burnout-Erkrankungen nicht nur bei berufstätigen Müttern, sondern sehr häufig auch in unterbezahlten sozialen Berufen vorkommen, in denen vorwiegend Frauen tätig sind, wie etwa in Erziehungs- und Pflegeberufen.[12] Nicht ohne Grund wurde Burnout früher auch als »Helfersyndrom« bezeichnet.

So sind es zu einem wesentlichen Teil die schlechteren Arbeitsbedingungen und die vielfältigen Dauerbelastungen, die bei Frauen zu einer Stresserkrankung führen können. Was Frauen außerdem im Vergleich zu Männern burnoutanfälliger macht, ist ihre größere Bereitschaft, die eigenen Bedürfnisse zurückzustellen und sich für andere aufzuopfern. Nicht zuletzt gehört zu den Persönlichkeitsfaktoren, die einen Burnout begünstigen, das Streben nach Perfektion, zu dem allem Anschein nach besonders Frauen neigen.[13]

Niemand muss perfekt sein

Wenn sich Frauen zu hohe Ziele setzen und alle Ansprüche, die in Haushalt, Partnerschaft, Familie, Beruf und Freizeit an sie gestellt werden, stets hundertprozentig erfüllen wollen, führt das unweigerlich zu einer enormen Daueranspannung. Während endlos an Details gefeilt wird, warten schon unzählige neue Aufgaben. Und obwohl sich frau an den Anforderungen aufreibt, die von allen Seiten auf sie einströmen, scheinen ihre Leistungen von anderen kaum wahrgenommen zu werden, denn oft genug bleiben Lob und Anerkennung aus. Frust auf ganzer Linie!

Bei vielen Frauen führt diese Erfahrung dazu, dass sie ihre Anstrengungen verstärken, um endlich Anerkennung und Wertschätzung zu bekommen. Mit dem Ergebnis, dass sie umso zielsicherer auf die totale Erschöpfung und einen Burnout zusteuern. Irgendwann versagt dann auch ihr Leistungswille, weil Körper, Geist und Seele die Mitarbeit verweigern.

Wenn Sie merken, dass diese Beschreibung auf Sie zutrifft, sollten Sie sich bewusst machen, dass Sie sich mit Ihrem Perfektionismus nichts Gutes tun. Versuchen Sie, gezielt gegenzusteuern und Ihren Leistungswillen schrittweise auf ein vernünftiges Maß herunterzuschrauben. Gehen Sie den Ursachen Ihres Verhaltens auf den Grund. Fragen Sie sich:

- In welchen Bereichen ist mein Streben nach Perfektion am größten? Gibt es bestimmte Tätigkeiten, die ich regelrecht meide, um nur ja keinen Fehler zu machen?
- Welche Folgen habe ich zu befürchten, wenn das Ergebnis meiner Mühen nicht perfekt ist? Werden mich die anderen ablehnen, mir Vorwürfe machen?

Vielleicht stellt sich schon nach diesen wenigen Überlegungen heraus, dass nicht die anderen Ihnen Ihre Fehler vorwerfen – sondern vor allem Sie selbst. Seien Sie zuversichtlich: Solange es nicht um Tätigkeiten geht, bei denen Präzision entscheidend, wenn nicht gar lebenswichtig ist (wie etwa in einem medizinischen Beruf), passiert nichts Schlimmes, wenn Sie hin und wieder Fehler machen.

Fehler sind menschlich. Sie stellen weder Ihre Persönlichkeit noch Ihren Erfolg infrage. Vielmehr können Sie aus Fehlern lernen. Es lohnt sich also auf ganzer Linie, wenn Sie Ihre selbstkritische Einstellung ändern.

Nein sagen lernen

Auch diese Situation kommt Ihnen vielleicht bekannt vor: Jemand bittet Sie um einen Gefallen, Sie sagen Ja – und merken im Nachhinein, dass Sie das gar nicht wollten. Wie kam das? Vermutlich hängt es damit zusammen, dass Sie im Moment der Entscheidung Ihre eigenen Bedürfnisse nicht ausreichend wahrgenommen haben. So etwas passiert vielen gelegentlich. Sie merken in der Hektik des Alltags nicht mehr, dass sie an ihren Grenzen angelangt sind, und überfordern sich mit ihrer Hilfsbereitschaft.

Wenn Sie jedoch des Öfteren gegen Ihren Willen Ja zu einer Bitte sagen, kann dahinter ein Mangel an Selbstwertgefühl stecken. Sie getrauen sich nicht, zu Ihren eigenen Bedürfnissen zu stehen, weil Sie andere Menschen nicht vor den Kopf stoßen wollen oder befürchten, von ihnen deswegen zurückgewiesen zu werden. Also fügen Sie sich um des lieben (Schein-)Friedens willen und versuchen, Ihren aufkommenden Frust mit einer halbherzigen Begründung abzutun: »Es ist doch nur eine Kleinigkeit – darüber lohnt es sich gar nicht erst zu diskutieren.« Doch machen Sie sich nichts vor: Wenn Sie Ihre eigenen Wünsche fortwährend hinter denen anderer Menschen zurückstellen, kann das bei Ihnen selbst zu wachsender Unzufriedenheit führen.

Einseitiges Hören

Viel unnötigen Stress bereiten sich manche Menschen auch durch ihren vorauseilenden Gehorsam. Schuld an dieser Haltung ist häufig das sogenannte »Appellohr«, das bei manchen Menschen besonders ausgeprägt ist. Diese These geht auf den Kommunikationspsychologen Friedemann Schulz von Thun zurück, der beobachtet hat, dass Stresssituationen oft durch einseitige Hörgewohnheiten entstehen.[14] Menschen, die bevorzugt auf dem Appellohr hören, fassen eine Äußerung, die an sie adressiert ist, vorschnell als Appell auf und reagieren entsprechend, selbst wenn die Bemerkung vielleicht anders gemeint war.

Wenn Ihr Partner beispielsweise sagt: »Ich habe Hunger«, und Sie darauf antworten: »Gut, ich mache dir gleich was zu essen«, so wird aus dieser Reaktion ersichtlich, dass Sie die Bemerkung Ihres Mannes als Aufforderung aufgefasst haben. Dabei lässt sich Schulz von Thun zufolge im Prinzip jede Äußerung auf vier verschiedene Weisen deuten: als sachliche Feststellung, als Selbstoffenbarung, als Bewertung der angesprochenen Person – oder eben als Appell. Daran sollten Sie denken, falls Sie dazu neigen, sich übertrieben zuvorkommend zu verhalten, und sich damit selbst in Stress bringen. Besser, als auf einen vermeintlichen Appell sofort zu reagieren, ist es, zunächst zu klären, wie die jeweilige Äußerung gemeint war.

Viele Wege führen zum Nein

Nachfragen empfiehlt sich generell, wenn es darum geht, Nein sagen zu lernen. Anstatt zu allem jederzeit Ja zu sagen, reagieren Sie auf das Anliegen einer anderen Person erst einmal mit der Gegenfrage: »Warum bittest du mich darum?« Damit ist Ihr Gegenüber aufgefordert, Ihnen den Grund darzulegen. Und es wird sich zeigen, ob es tatsächlich auf Ihre Hilfe ankommt oder ob eine andere Person die Bitte ebenso gut erfüllen kann.

Tipp: Falsche Adresse!

Wenn es Ihnen allzu schwerfällt, zu anderen Nein zu sagen, hilft Ihnen vielleicht ein kleines Gedankenexperiment. Stellen Sie sich vor, der Paketbote händigt Ihnen eine Sendung aus, die an Ihren Nachbarn adressiert ist. Würden Sie ein solches Paket annehmen und aufmachen? Sicher nicht! Genauso sollten Sie mit einem Anliegen verfahren, das an Sie herangetragen wird: Prüfen Sie als Erstes, ob es bei Ihnen wirklich an der richtigen Adresse ist – das heißt, ob es tatsächlich Ihre Angelegenheit ist. Wenn nicht, geben Sie das »Paket« zurück und verweisen höflich an die richtige Anschrift.

Oft hilft es auch, sich eine Bedenkzeit auszubitten: »Im Moment kann ich das nicht entscheiden. Ich will erst mal klären, ob es möglich ist, dann sage ich dir Bescheid.« So können Sie in Ruhe abwägen, ob Sie auf das Anliegen eingehen wollen und können oder nicht. Manchmal erledigt sich die eine oder andere Bitte damit von allein, weil in der Zwischenzeit jemand anders zugesagt hat.

Sie sollten allerdings nicht selbstverständlich damit rechnen, dass sich die Sache von selbst erledigt, sondern für sich eindeutig entscheiden: Ja oder Nein? Wenn die Entscheidung Nein lautet, sollten Sie das klar zum Ausdruck bringen und deutlich machen, dass Sie sich durch Betteleien oder Schmeicheleien nicht umstimmen lassen. Unterstreichen Sie Ihr Nein mit einer kurzen Begründung, die nicht nach einer Rechtfertigung klingt – denn die ist gar nicht notwendig.

Und wenn Ihnen in einem unbedachten Moment doch einmal ein ungewolltes Ja herausgerutscht ist? Dann steht es Ihnen dennoch frei, Ihre Zusage rückgängig zu machen. Auch hierfür genügt eine kurze, sachliche Erklärung (»Ich hatte leider übersehen, dass …«), die Sie ohne Zögern und schlechtes Gewissen äußern sollten. Selbst wenn Ihnen ein solcher Rückzieher unangenehm ist: Sie zeigen damit, dass Ihnen Ihre eigenen Bedürfnisse nicht weniger wert sind als die anderer Menschen.

Kraft aus der Sprache schöpfen

Es mag seltsam klingen, doch um Stress abzubauen und neue Kraft zu schöpfen, sollten wir nicht zuletzt auf unsere Wortwahl achten. Worte besitzen große Kraft und können – oft ohne dass es uns bewusst wird – eine starke Wirkung entfalten. Sie können lebhafte Bilder und Gefühle in uns auslösen. Sie können uns beflügeln – oder uns Energie rauben. Deshalb lohnt es sich, der eigenen Wortwahl und Ausdrucksweise einmal verstärkte Aufmerksamkeit zu widmen.

Worte, die Energie rauben

Sehen wir uns zunächst die Energieräuber an. Zu ihnen gehören Stresswörter, das heißt Begriffe, die Hektik und Dringlichkeit ausdrücken: sofort – schnell – eiligst – unbedingt – dringend – schleunigst... Kombiniert mit der Formulierung »Ich muss...«, erzeugen solche Wörter in einer schon bestehenden Stresssituation zusätzliche Hektik. Beobachten Sie sich einmal selbst, um herauszufinden, inwieweit Sie zu solchen Stressformulierungen neigen wie: »Ich muss unbedingt...« Achten Sie darauf, wie sich solche Sätze auf Ihre momentane Befindlichkeit auswirken. Sie werden vielleicht feststellen, dass Sie sich mit Wörtern wie »schnell« oder »schleunigst« dazu antreiben, Dinge tatsächlich schnell zu erledigen und eine hektische Situation damit nur verstärken.

Zu den Energieräubern gehören außerdem alle Begriffe, die Befürchtungen oder ganz allgemein ungute Gefühle wecken: Angst – Bange – Sorge – Panik – Problem – Verzweiflung... Auch hier sollten Sie einmal aufmerksam beobachten, wie oft Sie solche Begriffe im Alltag gebrauchen. Vielleicht gehören Sie zu den Menschen, die solche Wörter häufig in verneinten Sätzen verwenden, um auszudrücken, dass alles in Ordnung ist: »Nur keine Angst!« – »Kein Grund zur Panik!« – »Überhaupt kein Problem!« Das Interessante an solchen verneinten Formulierungen ist, dass sie auf der unbewussten Ebene so wirken, als sei das Nein nicht gesagt worden. Im Mittelpunkt der Aussage bleibt stattdessen der negative Begriff – und entfaltet seine entsprechende Wirkung.

Worte, die stärken

Wenn Sie sich selbst und Ihre Gesprächspartner stützen und ermutigen wollen, sollten Sie sich so weit es geht von negativen Formulierungen trennen und versuchen, positive Alternativen zu finden. Das eben erwähnte Wort »Problem« beispielsweise sollten Sie so sparsam wie möglich gebrauchen. Denn selbst wenn Sie es im positiven Sinn verwenden, führt es nur dazu, dass Ihre Gedanken um Probleme kreisen, anstatt sich auf Möglichkeiten und Ziele zu konzentrieren. Sprechen Sie dagegen statt von einem »Problem« von einer »Herausforderung«, so machen Sie damit Ihren Willen und Ihre Zuversicht deutlich, die Aufgabe lösen zu können.

Übung 11: Probleme ade

Gehören Sie zu den Menschen, die mit Vorliebe das Wort »Problem« benutzen, selbst wenn Sie damit etwas Positives ausdrücken wollen? Um das herauszufinden, beobachten Sie sich einmal einen Tag oder einige Stunden lang selbst und achten Sie genau darauf, wie häufig Sie Sätze wie diese gebrauchen: »Das ist überhaupt kein Problem!« – »Das läuft problemlos!« – »Das ist eine völlig unproblematische Aufgabe.« Notieren Sie jeden »Problem«-Satz, der Ihnen unterkommt. Am Ende des Tages nehmen Sie sich die Liste mit Ihren Sätzen vor und versuchen Sie, zu jeder Aussage eine positive Formulierung zu finden. Hierzu einige Beispiele:

»Die Aufgabe ist wenig problematisch.« – »Die Aufgabe lässt sich lösen.«

»Es läuft problemlos.« – »Es läuft wie am Schnürchen.«

»Damit habe ich kein Problem.« – »Damit komme ich bestens zurecht.«

Trainieren Sie diese Wendungen, indem Sie sie bewusst im Alltag einsetzen, bis sie Ihnen selbstverständlich geworden sind. Damit stärken Sie Ihre Zuversicht und strahlen diese auch auf andere Menschen aus.

Ruhe-Inseln im Alltag finden

Wie sich Hektik und Stress auf den Körper eines Menschen auswirken, weiß jeder aus eigener Erfahrung: Die Atmung wird flach und beschleunigt sich, das Sprechtempo erhöht sich, die Muskulatur spannt sich an, die Körperbewegungen werden hektisch und manchmal unkontrolliert. Und je mehr man versucht, die bestehende Zeitnot durch ein höheres Tempo wettzumachen, desto mehr verstärken sich die Stresssymptome.

Beschleunigung kann in Stresssituationen also nicht die Lösung sein. Stattdessen ist gerade in solchen Momenten die Technik des bewussten Entschleunigens zu empfehlen, die Sie mit etwas Übung ohne weiteres in Ihren Alltag integrieren können. Achten Sie einmal gezielt darauf, wann und wie sich Stress und Hektik bei Ihnen bemerkbar machen: an Ihrer Atmung, Ihrer Sprache und Ihren Bewegungen. Sobald Sie darin geübt sind, schon die ersten Anzeichen von Stress zu erkennen, können Sie mit der nachfolgenden Übung[15] bewusst gegensteuern.

Übung 12: Bei Hektik: Entschleunigen ☺

Wann immer Sie in Ihrem Alltag bemerken, dass Sie in Hektik geraten, formulieren Sie in Gedanken ein deutliches »Stopp!« und unterbrechen Sie Ihre aktuelle Tätigkeit. Stellen Sie sich aufrecht hin und schließen Sie (sofern Sie das ungestört tun können) die Augen. Achten Sie als Erstes auf Ihre Atmung: Holen Sie ganz normal Luft, das heißt ohne diesen Vorgang zu steuern, doch atmen Sie danach ganz bewusst durch die fast geschlossenen Lippen aus, sodass das Ausatmen länger dauert als das Einatmen. Nach etwa zwei bis drei Minuten sollte sich Ihre Atmung beruhigt haben. Nun setzen Sie Ihre aktuelle Tätigkeit fort, doch achten Sie darauf, dass Sie alle Handlungen, einschließlich Gehen und Sprechen, betont langsam ausführen. Nachdem Sie so weit zur Ruhe gekommen sind, dass Sie Ihr Tempo nicht mehr kontrollieren müssen, können Sie die Übung beenden.

»Wenn du es eilig hast,
mach einen Umweg.«
Japanische Weisheit

Verausgaben Sie sich auch nicht unnötig dadurch, dass Sie Ihre Leistungsfähigkeit überstrapazieren. Jeder Mensch hat seine eigene Leistungskurve, die jeden Tag mehr oder weniger gleich verläuft und die er in seinem Arbeitsrhythmus berücksichtigen sollte. Bei den meisten Menschen kommt das erste Leistungshoch des Tages morgens gegen 10 Uhr und am späten Nachmittag. Das erste Leistungstief erleben die meisten nach dem Mittagessen, gegen 14 Uhr, das zweite am späten Abend beziehungsweise zur Schlafenszeit.

Versuchen Sie, Ihr tägliches Leistungshoch und -tief möglichst genau zu bestimmen und Ihren Arbeitsplan sinnvoll danach einzurichten. Anspruchsvolle Aufgaben erledigen Sie demnach im Leistungshoch, einfache Tätigkeiten und Routinearbeiten im Leistungstief. Oder – noch besser – Sie legen am Tiefpunkt Ihrer Leistungskurve eine längere Pause ein, die Sie zur Entspannung und Erholung nutzen.

Übungen zum Entspannen und Loslassen

Achten Sie grundsätzlich auf eine sorgfältige Pausenkultur. Da konzentriertes Arbeiten, vor allem ohne Bewegung, nicht stundenlang durchzuhalten ist, sollten Sie etwa alle 90 Minuten eine kurze Pause einlegen.

- Stehen Sie auf, strecken Sie sich kräftig und lockern Sie Ihre Arme und Beine.
- Wenn Sie mögen, können Sie auch Musik auflegen und dazu ein paar Takte tanzen.
- Frische Luft tut Ihnen in jedem Fall gut: Treten Sie ans offene Fenster oder vor die Haustür und atmen Sie einige Male tief ein und aus.

Schon nach wenigen Minuten fühlen Sie sich wieder frisch, leistungsfähig und zu neuen Aufgaben bereit.

Atemübungen

Probieren Sie einmal eine der folgenden Atemübungen aus, mit denen Sie rasch entspannen und neue Energie schöpfen, aber auch akuten Stresssymptomen wirksam gegensteuern können.

Wie bereits erwähnt, wirkt sich Stress unmittelbar auf die Atmung aus: Sie beschleunigt sich und führt durch vermehrtes Einatmen zu einem Stau in den Lungen. Es entsteht Atemnot, weil die Lungen keine frische, unverbrauchte Luft mehr aufnehmen können. Das Ziel der folgenden Atemübungen[16] besteht darin, die angestaute Luft loszuwerden. Praktischerweise lassen sich die Übungen überall unauffällig anwenden, sie eignen sich also auch für kurze Zwischenpausen am Arbeitsplatz.

Übung 13: Verlängerte Ausatmung

Setzen oder legen Sie sich bequem hin und lockern Sie, wenn nötig, eng sitzende Kleidungsstücke, damit Sie ungehindert atmen können. Schließen Sie die Augen. Holen Sie nun Luft und zählen Sie mit, wie viele Sekunden Sie zum Einatmen brauchen. Atmen Sie anschließend ruhig und betont langsam aus – das Ausatmen sollte etwa doppelt so lange dauern wie das Einatmen. Schon nach wenigen Atemzügen fühlen Sie sich entspannt.

Übung 14: Pusten und kühlen

Setzen Sie sich bequem hin und stellen Sie sich vor, Sie haben vor sich auf dem Tisch einen Teller mit heißer Suppe stehen. Beugen Sie sich ein wenig vor und blasen Sie vorsichtig über den imaginären Teller, als wollten Sie die Suppe kühlen, ohne etwas davon zu verschütten. Achten Sie diesmal nicht auf die Dauer der Ein- und Ausatmung, sondern nur darauf, dass der Luftstrom beim Ausatmen gleichmäßig fließt.

Abgesehen von den erwähnten kleinen Zwischenpausen sollten Sie einmal am Tag eine lange Pause einlegen, die mindestens eine halbe Stunde dauert. Versuchen Sie, in dieser Zeit ganz zur Ruhe zu kommen, vielleicht mithilfe einer Entspannungs-CD (siehe »Audio-CDs und Hörbücher« im Anhang) oder mit einer der nachfolgend beschriebenen Übungen 15 bis 17.

Tipp: Ruhe für die Sinne, Erfrischung für die Augen
Wenn es Ihnen schwerfällt, den Alltag auszublenden und mit allen Sinnen zur Ruhe zu kommen, kann es hilfreich sein, die Augen vor Licht zu schützen. Das reduziert die Ablenkung von außen und Sie können Ihre Aufmerksamkeit ungestört nach innen richten. Legen Sie sich dazu bequem hin und bedecken Sie Ihre Augen mit einer Schlafbrille oder – besser noch – mit zwei Erfrischungspads. Dann genießen Sie Ihre Ruhepause, wenn Sie mögen, bei meditativer Musik. Am Ende der Pause fühlen Sie sich nicht nur erholt, auch Ihr Blick strahlt wieder Frische und Klarheit aus.

Körperliche Entspannung

In akuten oder länger andauernden Stresssituationen reagiert unser Körper nicht nur mit Atemnot, sondern oft auch mit Muskelverspannungen, mit denen weitere Körperreaktionen wie Herzklopfen oder Magendrücken einhergehen können. Die körperliche und die seelische Befindlichkeit beeinflussen sich also gegenseitig. Entspannungsübungen, die wie die folgenden bei körperlichen Beschwerden ansetzen, können daher auch seelische Anspannung lösen.

Übung 15: Sinkender Puls

Setzen Sie sich bequem hin, lehnen Sie sich zurück und schließen Sie die Augen. Legen Sie die Fingerspitzen Ihrer Hände links und rechts an Ihren Hals, unmittelbar unterhalb des Unterkiefers. Atmen Sie ruhig und gleichmäßig ein und aus und spüren Sie in den Fingerspitzen Ihren Herzschlag. Verharren Sie ruhig in Ihrer Position und nehmen Sie wahr, wie Ihr Puls ganz langsam absinkt – ein Zeichen dafür, dass Sie in einen Zustand der Ruhe und Entspannung gelangen. Wenn sich Ihr Herzschlag nicht mehr weiter verlangsamt, setzen Sie die Übung noch einige Minuten fort. Dann öffnen Sie die Augen und lassen das angenehme Gefühl der Entspannung für eine Weile nachwirken.

Übung 16: Im Lift nach unten

Machen Sie es sich in einer beliebigen Position – sitzend oder liegend – bequem, schließen Sie die Augen und atmen Sie einige Male ruhig ein und aus. Dann holen Sie tief Atem. Während Sie anschließend langsam ausatmen, stellen sich vor, wie Sie in einem Aufzug nach unten fahren und bei jedem Stockwerk, das Sie passieren, eine größere Entspannung erreichen. Zählen Sie die Stockwerke in Gedanken mit – von 5 bis 0 – und stellen Sie sich vor, wie Sie nach dem Öffnen der Aufzugstür einen Raum der absoluten Ruhe und Entspannung betreten. Wiederholen Sie die Übung einige Male und beenden Sie sie, wenn es Ihrem Gefühl nach genug ist.

Eine sehr bekannte und effektive Entspannungsmethode ist die Progressive Muskelentspannung, die auf den amerikanischen Arzt und Physiologen Edmund Jacobson zurückgeht. Diese leicht erlernbare Methode lässt sich nahezu überall anwenden: im Job, auf Zug-, Bus- oder Flugreisen, in Angst- und Stresssituationen und bei allen Alltagsabläufen. In Akutsituationen hilft Ihnen die Progressive Muskelentspannung, innerlich ruhig zu werden. Regelmäßig angewendet, verhilft sie Ihnen zu stabiler Gelassenheit und erhöhter Stressresistenz. Um die Methode Schritt für Schritt zu erlernen, nutzen Sie am besten eine ausführliche Anleitung auf Audio-CD (siehe »Audio-CDs und Hörbücher« im Anhang). Zum Ausprobieren genügt aber auch eine Kurzanleitung, die Sie in der nachfolgenden Übung finden.

Übung 17: Progressive Muskelentspannung

Setzen Sie sich so hin, dass Ihre Fußsohlen flach auf dem Boden stehen. Lockern Sie Ihre Schultern und Arme und lassen Sie den Kopf leicht nach vorn sinken. Schließen Sie die Augen. Nun spannen Sie nacheinander die Muskeln verschiedener Körperpartien bis zu einer mittleren Stärke an, halten dann die Spannung etwa fünf Sekunden und lösen sie danach langsam wieder. Dabei atmen Sie gleichmäßig und ruhig weiter. Gehen Sie so vor:

1. Beide Hände zur Faust ballen – Spannung halten – lösen.
2. Oberarme anspannen – Spannung halten – lösen.
3. Augenbrauen nach oben ziehen – Spannung halten – lösen.
4. Augen zusammenkneifen – Spannung halten – lösen.
5. Lippen aufeinanderpressen – Spannung halten – lösen.
6. Zunge an den Gaumen drücken – Spannung halten – lösen.
7. Schultern nach oben ziehen – Spannung halten – lösen.
8. Bauchmuskeln anspannen – Spannung halten – lösen.
9. Pobacken zusammenkneifen – Spannung halten – lösen.
10. Oberschenkel anspannen – Spannung halten – lösen.
11. Waden anspannen – Spannung halten – lösen.
12. Zehen nach oben ziehen – Spannung halten – lösen.

Genießen Sie eine Weile die entspannende Wirkung, dann atmen Sie einige Male tief ein und aus und öffnen Sie Ihre Augen.

Mentale Entspannung

Auch mentale Entspannungsübungen sind eine äußerst effektive Methode, um Abstand von der Hektik des Alltags zu gewinnen und zur Ruhe zu kommen. Regelmäßig angewendet, bewirken diese Übungen einen anhaltenden Zustand von Ruhe und Ausgeglichenheit. Zu den bekanntesten mentalen Entspannungsübungen gehört das Autogene Training, das mit fachlicher Anleitung leicht zu erlernen ist (siehe »Audio-CDs und Hörbücher« im Anhang). Auch die folgenden Übungen können Ihnen helfen, belastenden Situationen künftig gelassener zu begegnen.

Übung 18: Die Hilfe an meiner Seite

In Situationen, die bei Ihnen Aufregung, Angst oder ein Gefühl der Hilflosigkeit auslösen, kann es Ihnen helfen, wenn Sie sich in der Fantasie eine Begleitperson vorstellen, die Ihnen Beistand leistet. Überlegen Sie, welche Person aus Ihrer Verwandtschaft oder Ihrem Freundeskreis sich dafür besonders eignet. Wenn Sie Ihre Wahl getroffen haben, schließen Sie die Augen. Suchen Sie in Gedanken die betreffende Person auf und bitten Sie sie um ihre Begleitung. Stimmt diese Ihrem Anliegen zu, begeben Sie sich in der Vorstellung gemeinsam mit ihr in die Situation, vor der Sie zurückscheuen, z.B. in ein bevorstehendes Gespräch mit Ihrem Vorgesetzten. Erleben Sie in der Fantasie, wie Sie mithilfe Ihres mentalen Beistands sicher und gewandt kommunizieren und Ihre Ziele und Wünsche klar zum Ausdruck bringen. Wenn die Unterredung beendet ist, genießen Sie das gute Gefühl, dass Sie Ihre Aufgabe erfolgreich gemeistert haben. Führen Sie die Übung etwa eine Woche lang täglich durch, bevor Sie in die reale Besprechung gehen (in die Sie Ihre imaginative Begleitperson gedanklich mitnehmen). So können Sie die Sicherheit, die Sie durch die Übung gewonnen haben, optimal nutzen.

Übung 19: Stolpersteine versenken

Überlegen Sie zunächst, welche Ihrer Verhaltensweisen Sie in Ihrem Alltag als besonders hinderlich empfinden und deshalb loswerden möchten – z.B., dass Sie in Stresssituationen leicht die Beherrschung verlieren. Schließen Sie die Augen und stellen Sie sich vor, wie Sie diesen Stolperstein in eine Kiste legen und sie zunageln. Dann fahren Sie in Gedanken mit einem Boot aufs Meer hinaus und werfen die Kiste über Bord. Kehren Sie mit dem beruhigenden Gefühl an Land zurück, dass Sie eine große Belastung losgeworden sind, öffnen Sie die Augen und genießen Sie das Gefühl der Befreiung und Leichtigkeit. Wenn Sie diese Übung einige Wochen lang täglich wiederholen, können Sie ungünstige Verhaltensweisen besser in den Griff bekommen.

6. Humor ist, wenn man herzhaft lacht

Mit wem pflegen Sie lieber Umgang: mit einer Person, die sich niemals einen Schnitzer erlaubt, oder mit einer, die sich der Unzulänglichkeiten der Menschen (inklusive ihrer eigenen) bewusst ist und sie mit Humor nimmt? Für den sehr wahrscheinlichen Fall, dass Sie sich für Typ Nummer 2 entscheiden, bestätigt das einmal mehr: Menschen mit Humor haben eine anziehende Wirkung, man schätzt und genießt ihre Gesellschaft. Sie gehen lachend durchs Leben und nehmen die Dinge, wie sie kommen. Humor verleiht obendrein eine positive Ausstrahlung. Es lohnt sich daher, die Quellen des Humors in sich aufzuspüren und das Lachen (wieder) zu pflegen.

Lachen tut Körper und Seele gut

Längst hat die Wissenschaft festgestellt, dass sich Lachen auf unser körperliches und seelisches Wohlbefinden ausgesprochen positiv auswirkt. Sicher haben Sie selbst schon oft beobachtet, dass Sie sich nach einem herzhaften Lachen jedes Mal herrlich entspannt und erfrischt fühlen.

Doch das sind nicht die einzigen Positiveffekte, die das Lachen zu bieten hat. Die Wirkungen sind wesentlich vielfältiger – hier nur die wichtigsten im Überblick:

- Lachen stärkt das Immunsystem, weil es die Ausschüttung von Stresshormonen verringert und gleichzeitig die Abwehrzellen aktiviert: Die Anzahl an Immunglobulinen (Eiweißkörper, die Krankheitserreger abwehren) steigt ebenso wie die Anzahl an T-Lymphozyten und T-Helferzellen (Bestandteile der weißen Blutkörperchen, die der körpereigenen Abwehr dienen).

- Außerdem regt Lachen den Stoffwechsel an, sodass vermehrt »Glückshormone« wie Serotonin und Endorphine freigesetzt werden. So erklärt sich das Wohlgefühl, das sich nach einem herzhaften Lachen einstellt.
- Auch Lunge und Gehirn profitieren von ausgelassener Heiterkeit. Lachen erweitert das Lungenvolumen und bewirkt, das sich im Blut eine erhöhte Menge an Sauerstoff anreichert – wodurch die Konzentrations- und Leistungsfähigkeit des Gehirns steigt.
- Lachen aktiviert die Muskulatur: Von den Gesichts- und Halsmuskeln bis hin zur Rippen- und Bauchmuskulatur werden mehr als 100 Muskeln beim Lachen beansprucht. Eine besondere Rolle spielt dabei das Zwerchfell, das in der Antike als »Seelenmuskel« bezeichnet wurde, weil es sichtbare Gefühlsäußerungen wie Lachen oder Weinen überhaupt erst möglich macht.
- Lachen ist heilsam, denn es lenkt von Krankheit und Beschwerden ab und hilft, neue Kräfte zu schöpfen. Nicht umsonst werden auf Kinderkrankenstationen gern Clowns eingesetzt, um die kleinen Patienten aufzuheitern und körperlich wie seelisch zu stabilisieren. Selbst Schmerzen kann das Lachen lindern, weil der Körper dabei vermehrt schmerzhemmende Stoffe produziert.
- Ganz allgemein erzeugt Lachen ein wunderbares Gefühl der Befreiung, denn die Probleme des Alltags rücken für eine Weile in die Ferne.

»Das Lachen ist die Sonne,
die aus dem menschlichen Antlitz
den Winter vertreibt.«

Victor Hugo

Froh zu sein bedarf es wenig

Wie man sieht, lohnt es sich, nach Anlässen für Humor und Heiterkeit Ausschau zu halten. Schaffen Sie sich in Ihrem Alltag bewusst Momente der Fröhlichkeit. Sie können z. B. einen Kalender mit witzigen Zitaten nutzen, um den Tag mit einem Lachen zu beginnen. Oder Sie legen sich ein Witzebuch zu, das Ihrem Geschmack entspricht, und küren täglich einen Witz zum »Lacher des Tages«. Witze eignen sich zudem hervorragend zum Austausch. Gemeinsam lacht sich's nun einmal besser.

Besuchen Sie in Ihrer Freizeit auch öfter Veranstaltungen, die Ihre Stimmung heben. Sehen Sie sich im Kino oder im Theater eine Komödie an, gehen Sie ins Kabarett oder in eine Comedy-Show – am besten in launiger Gesellschaft. Oder Sie laden gelegentlich Ihre Freundinnen und Freunde zu einem Heimkino-Abend ein, an dem Sie sich gemeinsam eine Filmkomödie auf DVD ansehen. Je nachdem, was Sie und Ihr Freundeskreis bevorzugen, kann das ein Klassiker mit Loriot und Evelyn Hamann sein, ein Dauerbrenner wie *Und täglich grüßt das Murmeltier*, ein launiger Trickfilm wie *Ice Age* oder ein Publikumsrenner der letzten Jahre. Wenn Sie in Ihrem Freundeskreis außerdem eine DVD-Tauschbörse einrichten, haben Sie auch zwischen den Kinoterminen öfter etwas zu lachen.

Tipp: Wer den Schaden hat – sorgt für Fröhlichkeit
Scheuen Sie sich nicht, in Ihrem Bekanntenkreis gelegentlich von Ihren Missgeschicken zu erzählen. Die Menschen mögen es, von Fehlern und Pannen anderer zu hören und sich darüber zu amüsieren. Sie werden sehen, dass Sie gegenüber Ihren Freundinnen und Freunden kein bisschen an Achtung einbüßen, sondern vielmehr an Liebenswürdigkeit gewinnen. Und nicht nur das: Wer in der Lage ist, über seine eigenen Fehler und Pleiten zu lachen, fördert damit seine Kreativität und findet leichter fantasievolle Lösungen.

Momente des Glücks

Nicht nur selbst zu lachen ist ein beglückendes Erlebnis, sondern auch, andere zum Lachen zu bringen. Die Schauspielerin, Theaterpädagogin, Clownin und Musikpädagogin Sabine Bollenbach-Matheisen[17] kann in dieser Hinsicht aus reicher Erfahrung schöpfen. Sie arbeitet seit vielen Jahren unter anderem mit behinderten, kranken und alten Menschen und als Klinikclown.

»Es geht darum, Menschen in schwierigen Lebenssituationen ein Stück Freude zu bringen, eine Atmosphäre der Leichtigkeit zu schaffen und gute Stimmung, wo vorher gedrückte Stimmung herrschte. Gestern z. B. war ich als Klinikclown bei zwei Jungen im Krankenzimmer, da bin ich in einem Rollenspiel mit der Rakete zum Mond gereist, mit dem Fahrrad zum Jupiter, mit dem Skateboard zum Saturn und am Schluss zur Sonne. Und als einer der Jungs protestierte: ›Das gibt's doch gar nicht!‹, rief sein Bettnachbar begeistert: ›Oh doch, das gibt's!‹ So haben sich die Kinder von mir in eine andere Welt mitnehmen lassen.

Ganz wichtig: Ein Klinikclown ist nicht nur lustig, er hat nicht nur die Aufgabe, Menschen zum Lachen zu bringen, sondern sich auf ihre Situation einzulassen, eine Atmosphäre der Geborgenheit zu schaffen. Oft vertrauen uns dann Kinder auf der Krankenstation Dinge an, die sie niemandem sonst erzählen. Auch bei meiner Arbeit mit alten, vorwiegend bettlägerigen Menschen geht es darum, mit ihnen zu reden, sie zu berühren, ihnen zuzuhören – einfach da zu sein. Eine Frau hat bei meinem Besuch, nachdem ich ihr ein Lied gesungen hatte, einmal zu mir gesagt: ›Sie haben mir ein Lachen ins Herz gezaubert!‹«

Doch was vermittelt einem die Fähigkeit, andere Menschen zum Lachen zu bringen? Für Sabine Bollenbach-Matheisen ist es vor allem der Mut zum Scheitern und Stolpern – der Mut, über die eigenen Fehler zu lachen. Sehr wichtig ist ihr nicht zuletzt der Hinweis: »Wir lachen niemals über Menschen, sondern mit ihnen. Auf Kosten anderer zu lachen, ist Schadenfreude. Mit ihnen zu lachen, schafft kostbare Glücksmomente.«

Trainieren Sie Ihr Lächeln

Nun erlebt jeder von uns solche Tage, an denen ihm ganz und gar nicht zum Lachen zumute ist. Dann sollten wir es zumindest mit einem Lächeln versuchen – auch und gerade in Situationen, in denen wir frustriert oder verzweifelt sind.

Diese Empfehlung kommt nicht von ungefähr: Wenn Sie Ihre Wangenmuskeln zu einem Lächeln heben, bekommt Ihr Gehirn schon nach kurzer Zeit das Signal, Glückshormone freizusetzen – mit dem Effekt, dass Ihre Stimmung tatsächlich steigt. »Biofeedback« nennt die Forschung diesen Einfluss von Körpersignalen auf die Stimmung und das Denken. Demzufolge gibt ein lächelnder Gesichtsausdruck dem Gehirn zu verstehen, dass die augenblickliche Atmosphäre fröhlich und entspannt ist, und stimmt es auf diese Weise auf die Verarbeitung positiver Erlebnisse ein.[18]

Es lohnt sich also, das Lächeln zu trainieren – beispielsweise mit einer der folgenden Übungen.

Übung 20: Lächelndes Spiegelbild

Starten Sie positiv in den Tag mit diesem speziellen Badezimmerritual: Stellen Sie sich aufrecht hin und betrachten Sie sich im Spiegel. Was drückt Ihr Gesicht aus: Ernst, Unlust, Verdrossenheit? Frohsinn, Zuversicht, Unternehmungslust? Nachdem Sie Ihre Gesichtszüge eine Weile studiert haben, beginnen Sie sie aktiv zu verändern: Lockern Sie den Unterkiefer, weiten Sie Ihre Gesichtsmuskeln und ziehen Sie die Mundwinkel zu einem Lächeln hoch, das auch in Ihren Augen zum Ausdruck kommt. Betrachten Sie nun Ihr Gesicht erneut und prüfen Sie, wie Ihr Spiegelbild nun auf Sie wirkt. Dann formulieren Sie Ihren Eindruck in einem Satz: »Dein freundliches Gesicht gefällt mir sehr.« Gut möglich, dass sich Ihr Lächeln dadurch verstärkt!

Übung 21: Sonnenlächeln
Ziehen Sie sich in einen ruhigen Raum zurück, setzen Sie sich hin und lehnen Sie sich entspannt zurück. Schließen Sie die Augen und atmen Sie einige Male ruhig ein und aus. Stellen Sie sich nun vor, wie Sie entspannt in einem Strandkorb liegen und Ihr Gesicht von der Sonne bescheinen lassen. Fast automatisch entsteht dabei ein Lächeln auf Ihrem Gesicht. Versuchen Sie, dieses Lächeln einige Minuten beizubehalten, und nehmen Sie wahr, wie sich in Ihrem Körper ein wohliges Gefühl der Entspannung ausbreitet. Wenn es Ihrem Empfinden nach genug ist, öffnen Sie die Augen wieder.

Lachyoga

Zwischen Lächeln und Lachen besteht allerdings ein Unterschied. Sich in Situationen, in denen es ganz und gar keinen Anlass dafür gibt, zu einem Lächeln durchzuringen, fällt den meisten Menschen nicht so schwer, wie wirklich zu lachen.

Doch Erwachsene scheinen sich generell mit dem Lachen schwerzutun. Studien haben ergeben, dass Erwachsene im Durchschnitt weniger als 20-mal am Tag lachen, Kinder dagegen bis zu 400-mal. Diese Erkenntnis gab vor Jahren den Ausschlag dafür, dass in Indien das Lachyoga entwickelt wurde.

Lachyoga, auch Hasya-Yoga genannt, entstand Mitte der Neunzigerjahre. Damals scharte der indische Arzt Madan Kataria in Mumbai eine Gruppe um sich, die sich jeden Morgen in einem Park traf, um Witze auszutauschen und gemeinsam darüber zu lachen. Die Initiative wurde begeistert aufgenommen, die Teilnehmer gingen nach dem Treffen herrlich erfrischt und voller Elan zur Arbeit. Doch dann ging der Vorrat an Witzen zur Neige und so kam die Idee auf, Lachen mit Yoga zu verbinden. Mit sensationellem Erfolg: Heute wird Lachyoga weltweit in mehr als 100 Ländern in sogenannten Lachclubs praktiziert, ebenso in manchen Wellnesshotels, Krankenhäusern oder Schulen.

Ein bekannter Satz von Madan Kataria lautet: »Wir lachen nicht, weil wir glücklich sind, sondern wir sind glücklich, weil wir lachen.« In diesem Sinne geht es beim Hasya-Yoga darum, von einem anfänglich gespielten Lachen in ein echtes, herzhaftes Lachen zu kommen. Das gelingt mit einer Kombination aus Atemtechnik, Einsatz der Stimme und Körperbewegungen – und mithilfe von lachfreudigen Übungspartnern. Denn Lachyoga findet in der Regel in Gruppen statt. Die Teilnehmer bewegen sich während der Übungen und schauen sich häufig in die Augen. Eine einzelne Yoga-Übung dauert meist nicht länger als 40 Sekunden – und doch kann bei Anfängern nach der ersten Lachyoga-Stunde ein regelrechter Bauchmuskelkater auftreten.

Auch wenn Sie sich als Hasya-Yoga-Anfängerin am besten einer Gruppe anschließen, spricht nichts dagegen, es erst einmal allein auszuprobieren. Versuchen Sie es beispielsweise mit den folgenden einfachen Übungen[19].

Übung 22: Lachen mit vorgehaltener Hand

Bei dieser Übung, die im Hasya-Yoga »Verlegenheitslachen« (»Shyness Laughter«) genannt wird, halten Sie sich eine Hand vor den Mund und kichern hinein, als würden Sie sich vor anderen genieren. Die Übung hat eine aufheiternde Wirkung, erzeugt jedoch in der Regel noch kein intensives Lachen.

Übung 23: Scharfe Kost

Stellen Sie sich vor, Sie hätten gerade ein sehr scharfes Chili-Gericht gegessen. Öffnen Sie den Mund, holen Sie Luft und atmen Sie mit einem stoßweise gehauchten »Cha-cha-cha-cha-cha« aus – am besten leise. Das leise Hauchen wird Ihnen vermutlich viel leichter fallen, als laut zu lachen, sodass sich das echte Lachen ganz natürlich einstellt. Die Übung hat außerdem den Vorteil, dass Sie sie an vielen Orten diskret durchführen können, ohne dass andere darauf aufmerksam werden.

Übung 24: Lachen und schnippen

Holen Sie als Erstes Luft und schnippen Sie dann mit dem Daumen und Zeigefinger der rechten Hand, während Sie gleichzeitig ein lautes »Ha-ha-ha-ha-ha« von sich geben. Nach dem nächsten Einatmen schnippen Sie mit dem Daumen und Zeigefinger der linken Hand und lassen Sie ein ebenso lautes »Ho-ho-ho-ho-ho« vernehmen. Setzen Sie diesen Wechsel fort, bis Sie richtig lachen können. Tatsächlich führt die Übung (zumindest in Gruppen) meist zu einem so intensiven Lachen, dass sie nicht mehr exakt ausgeführt werden kann – womit ihr Ziel erreicht ist.

Übung 25: Den Rücken rubbeln

Erinnern Sie sich, wie der liebenswerte Bär Balu im Filmklassiker *Das Dschungelbuch* seinen Rücken an einem Baumstamm rubbelt? Dann haben Sie bereits eine Vorstellung, wie diese Übung geht, die man im Hasya-Yoga als »Bärenlachen« bezeichnet. Stellen Sie sich an einen Türrahmen und rubbeln Sie Ihren Rücken daran. Ohne damit aufzuhören, gehen Sie nun langsam in die Knie und anschließend zurück in die gestreckte Position. Die gesamte Ab- und Aufwärtsbewegung, die gute 30 Sekunden dauern sollte, begleiten Sie durch ein tiefes, kräftiges Lachen.

Übung 26: Ho ho ha ha ha

Stellen Sie sich bequem hin, legen Sie Ihre Hände auf den Bauch und sprechen Sie die Silben »Ho ho ha ha ha«. Nehmen Sie bewusst wahr, wie sich Ihre Bauchmuskeln anspannen und Ihr Bauch mit jeder Silbe flacher wird. Nach einigen Wiederholungen begleiten Sie die Übung durch kräftiges Klatschen. Achten Sie dabei darauf, dass Ihre Finger gespreizt sind und die gesamten Handinnenflächen aufeinandertreffen. Auf diese Weise werden bestimmte Akupressurpunkte der Handflächen stimuliert. Diese Übung hilft, sich zu lockern und schnell zu entspannen. Sie wird daher im Lachyoga nach jeder Übung eingesetzt.

Diese und weitere Übungen sind auch im Internet zu finden: Dort können Sie sich z. B. Videos mit Anleitungen und Vorträgen des Lachyoga-Begründers Madan Kataria ansehen und sich einen Eindruck verschaffen, welche Arten von Übungen es gibt und wie es in einer Übungsstunde zugeht.[20]

Tipp: Weltlachtag

Seit vielen Jahren gibt es einen Aktionstag, der rund um den Globus an unzähligen Orten veranstaltet wird: Am ersten Sonntag im Mai um 14 Uhr treffen sich Mitglieder aus den Lachclubs der ganzen Welt, um gemeinsam drei Minuten lang zu lachen. Sie wollen damit in erster Linie ein Zeichen setzen: gemeinsam für den (Welt-)Frieden einzustehen. In Deutschland gibt es in vielen Orten Gelegenheit, an diesem Ereignis teilzunehmen. Dabei kann man unter Umständen erleben, dass es viel leichter ist, sich vom Lachen anderer anstecken zu lassen, als nach drei Minuten damit aufzuhören (was allerdings nicht verlangt wird). Falls Sie Lust haben, es auszuprobieren, könnte das eine interessante Erfahrung für Sie werden. Nutzen Sie, soweit es sich anbietet, auch die Gelegenheit, sich näher über Lachyoga zu informieren: Mancherorts wird in Verbindung mit dem Weltlachtag ein Begleitprogramm mit Infos und Übungen zum Kennenlernen angeboten.

7. Fit und in Form bleiben

Einen liebevollen Umgang sollten Sie nicht nur Ihrer Seele, sondern auch Ihrem Körper gönnen, gerade im mittleren Lebensalter, in dem Ihr Körper sich umzustellen beginnt. Das fängt bei der Muskelmasse an, die schon ab etwa Mitte 30 allmählich schwindet. Wenn dann mit Beginn der Wechseljahre der Östrogenspiegel absinkt, beeinträchtigt das zunehmend die Stabilität der Knochen. Und wenn sich mit fortschreitendem Alter auch der Stoffwechsel verlangsamt, so macht sich das an einem zunehmenden Körpergewicht bemerkbar. Es gibt jedoch zwei wirksame Mittel, den Körper fit und in Form zu halten: sportliche Bewegung und eine ausgewogene Ernährung.

Bewegung macht Laune

Dass Sport die Stimmung hebt, ist inzwischen hinlänglich bekannt. Neuere Studien haben ergeben, dass sportliche Bewegung sogar Depressionen lindern kann.[21] Dafür gibt es verschiedene wissenschaftlich gesicherte Erklärungen.

Sport kurbelt unmittelbar bestimmte Vorgänge im Körper an, die das Wohlbefinden steigern. So wird durch Bewegung die Verfügbarkeit der Aminosäure Tryptophan gesteigert, die Vorstufe des »Glückshormons« Serotonin. Ein stimmungsaufhellender Botenstoff ist ebenso Dopamin, das gleichfalls durch sportliche Bewegung vermehrt im Körper ausgeschüttet wird. Von einer weiteren Botenstoffgruppe, den Endorphinen, heißt es, dass sie nicht nur eine schmerzlindernde, sondern auch eine stimmungsaufhellende Wirkung haben. Endorphine sollen zum bekannten »Runner's High« führen, einem Zustand der Euphorie, der den Läufer seine Schmerzen und Schwächegefühle vergessen lässt. Die sogenannte Endorphin-Theorie ist unter den Sportmedizinern allerdings umstritten.

Fest steht jedenfalls, dass Sport nicht nur den Pegel von Glückshormonen anheben, sondern auch die Ausschüttung von Stresshormonen wie Cortisol eindämmen kann. Durch Sport lässt sich demnach vor wichtigen Terminen, etwa einem Vortrag, der Stresslevel gezielt senken.

»Tu deinem Körper Gutes,
damit deine Seele Lust hat,
darin zu wohnen.«
Theresa von Avila

Abgesehen von seinem günstigen Einfluss auf biochemische Körpervorgänge hat Sport zudem einige mentale Positiveffekte. Wer sich angemessene sportliche Ziele setzt – das heißt, die Messlatte weder zu hoch noch zu niedrig ansetzt –, wird mit Erfolgserlebnissen belohnt, die das Selbstbewusstsein heben und die Disziplin stärken. Außerdem lenkt Sport von Grübeleien ab: Wer sich beim Tischtennis auf die Schmetterbälle seines Spielpartners konzentrieren muss, kann nicht gleichzeitig über erlebten Frust oder Ärger nachdenken. Das gilt vor allem für Sportarten, bei denen es auf Schnelligkeit und/oder Präzision ankommt, weniger für Ausdauersportarten, bei denen man gedanklich abschweifen kann. Dafür bieten Jogging und Co., vor allem an der frischen Luft, den Vorteil, dass man den Kopf freibekommt für neue Ideen und kreative Lösungsansätze, weil Serotonin und Dopamin die Fantasie und Kreativität anregen.

Kurzum: Wer Sport treibt und es dabei mit dem Ehrgeiz nicht übertreibt, kann sich damit nur Gutes tun. Schon 30 bis 40 Minuten moderates Training genügen, um eine stimmungsaufhellende Wirkung zu erzielen. Regelmäßiges Training, mindestens dreimal pro Woche, sorgt obendrein für ein stabiles

Herz-Kreislauf-System und einen besseren Schlaf und wirkt – für Frauen in der Lebensmitte besonders wichtig! – der Osteoporose entgegen. Und wenn mit Beginn der Wechseljahre Hitzewallungen, Stimmungsschwankungen und andere klimakterische Beschwerden auftreten, kann ein konsequentes Bewegungsprogramm auch diese wirksam abmildern.

Kleine Hitliste geeigneter Sportarten

Es gibt unzählige Möglichkeiten, sportlich in Schwung zu kommen und den Körper zu trainieren. Ausdauersport wie Walking oder Jogging verbessert dabei vor allem die Kondition und stärkt das Herz-Kreislauf-System. Regelmäßiges Krafttraining wie Hantel- und Gerätetraining stärkt Muskeln, Bänder und Gelenke und stabilisiert damit die Wirbelsäule und die Gelenke. Idealerweise sollten Sie regelmäßig sowohl Ausdauer- als auch Kraftsport treiben. Oder Sie wählen eine Sportart, die Ausdauer- und Krafttraining miteinander verbindet, wie Schwimmen, Radfahren oder eine Kampfsportart. Um Überanstrengung zu vermeiden und das optimale Trainingsniveau auszuloten, empfiehlt es sich, mit einer Pulsuhr zu trainieren.

Training für Ausdauer und Kraft

Hier eine kleine Auswahl an Ausdauersportarten, die sich für Frauen über 40 bestens eignen:

- **Aerobic**, ein Fitnessprogramm mit Musik und Choreografien unter Trainingsanleitung, verbessert nicht nur das Herz-Kreislauf-System, sondern auch die Koordination und Beweglichkeit. Eine Variante davon ist Steppaerobic; hier werden die Übungen mithilfe einer erhöhten Plattform ausgeführt.
- **Jogging** ist Dauerlauf in einem moderaten Tempo, bei dem man nicht außer Puste gerät. Laufen eignet sich hervorragend zur Stabilisierung der Knochen. Um Gelenkprobleme zu ver-

meiden, sollten Sie mit gut gefederten Schuhen auf ungeteerten Wegen laufen.

- **Walking** ist Gehen mit raumgreifenden Schritten in flottem Tempo, ohne dabei ins Laufen zu verfallen. Beim Nordic Walking werden zusätzlich Spezialstöcke eingesetzt, sodass ein Teil des Muskeleinsatzes von der Bein- auf die Rückenmuskulatur verlagert wird. Das schont die Gelenke.
- **Zumba®** ist ein temporeiches Fitnesstraining aus Aerobic-Elementen, kombiniert mit Tanzschritten aus Samba, Merengue, Salsa, Calpyso und Reggaeton. Voll im Trend liegt auch die Variante Aqua-Zumba, bei der die Zumba-Choreografien mit Wassergymnastik kombiniert werden.

Tipp: Hüpfen und springen wie zu Kinderzeiten
Seilspringen, das sich unter der Bezeichnung »Rope Skipping« in letzter Zeit wieder größerer Beliebtheit erfreut, bietet viele Vorteile: Sie können das Training wetterunabhängig zu Hause durchführen und brauchen dafür nur eine federnde Unterlage (z. B. einen Teppich oder eine Matte), ein Springseil und, wenn Sie mögen, flotte Musik – und schon kann es losgehen. Springen Sie jeweils eine Minute und legen Sie danach eine kurze Pause ein, bevor es weitergeht. Bereits nach einer Viertelstunde Seilspringen haben Sie in etwa den gleichen Trainingseffekt erzielt wie nach einer halben Stunde Jogging.

Zur Kräftigung der Muskulatur sind – neben Gerätetraining im Fitnessstudio – vor allem diese Trainingsarten zu empfehlen:

- **Pilates:** Das Training nach Joseph Pilates eignet sich einer Studie zufolge besonders gut für Frauen zur Steigerung des Wohlbefindens. Es bewirkt eine ganzheitliche Kräftigung der Muskulatur und stärkt vor allem die Muskulatur der Körpermitte, das sogenannte Powerhouse.
- **Übungen mit dem Schwingstab**, auch Flexi-Bar® genannt, stärken sehr effektiv die Tiefenmuskulatur. Der Stab wird in

Schwingung gebracht, dann muss man den gesamten Bewegungsapparat einsetzen, um die Schwingungen auszugleichen. Das Training hilft unter anderem bei Problemen im Bereich der Wirbelsäule und bei Verspannungen in Schultern und Nacken.

- **Übungen mit dem Latexband**, auch Physioband oder Theraband genannt, helfen, ausgewählte Muskelpartien gezielt zu kräftigen, beispielsweise Arme und Schultern, Rücken und Po oder die vordere und hintere Beinmuskulatur. Die Bänder gibt es in unterschiedlichen Stärken, die je nach gewünschter Trainingsintensität gewählt werden können.

Manche Kräftigungsübungen lassen sich auch ohne Hilfsmittel durchführen, wenn Sie mit dem Widerstand Ihres Körpergewichts arbeiten. Probieren Sie dazu die folgenden Übungen aus.

Übung 27: Das Becken heben

Legen Sie sich mit dem Rücken auf eine Matte, ziehen Sie die Unterarme eng am Körper entlang nach oben in Richtung Schultern und setzen Sie sie am Boden auf. Heben Sie nun, auf die Unterarme gestützt, das Becken an, bis Rumpf und Beine eine Linie bilden. Halten Sie die Position etwa drei Sekunden, dann senken Sie das Becken langsam ab, setzen es jedoch nicht auf dem Boden auf, sondern heben es erneut in die gestreckte Position. Wiederholen Sie den Ablauf sechs- bis achtmal. Diese Übung stärkt die tiefen Rückenmuskeln, die Gesäßmuskeln und die hintere Oberschenkelmuskulatur.

Übung 28: Den Oberkörper vom Boden abheben

Legen Sie sich auf den Rücken und ziehen Sie die Füße an den Po heran. Heben Sie nun mit gestreckten, angehobenen Armen Ihren Oberkörper von Boden ab und beugen Sie sich in Richtung Knie. Halten Sie die Position für zwei Sekunden, dann senken Sie den Oberkörper wieder ab, ohne ihn am Boden abzulegen. Wiederholen Sie den Ablauf sechs- bis achtmal und legen Sie dann eine Pause ein. Anschließend beginnen Sie die Übung erneut. Doch diesmal führen Sie Ihre gestreckten Arme seitlich am linken Knie vorbei, sodass sich Ihr Oberkörper beim Abheben etwas nach links dreht. Nach sechs bis acht Wiederholungen legen Sie eine Pause ein und führen danach die Übung zur rechten Seite hin aus. Die erste Übungsvariante kräftigt die gerade Bauchmuskulatur, die zweite die schrägen Bauchmuskeln.

Übung 29: Die Beine in Seitenlage heben

Legen Sie sich auf die linke Seite und strecken Sie den linken Arm so, dass er mit Ihrem Körper eine Gerade bildet. Legen Sie den Kopf auf dem linken Oberarm ab. Stabilisieren Sie die Seitenlage, indem Sie die rechte Handfläche vor der Brust am Boden abstützen. Strecken Sie nun den Körper durch und heben Sie erst das rechte, dann auch das linke Bein einige Zentimeter vom Boden ab. Halten Sie die Position zwei bis drei Sekunden lang und kehren Sie dann in die Ausgangsstellung zurück. Wiederholen Sie diesen Ablauf ungefähr sechs- bis achtmal und wechseln Sie anschließend die Seite.

Tanz ins Glück

Eine ganz besondere Möglichkeit, sich körperlich fit und beweglich zu halten, ist der Tanz. Er schenkt pure Lebensfreude, sodass wir manchmal buchstäblich »vor Glück tanzen«. Beim Tanz können Sie besonders intensiv Ihren Körper spüren und Ihre Gefühle wahrnehmen. Tanzen verbessert über die Körperwahrnehmung auch die Körperhaltung und verleiht Ihnen damit eine größere Ausstrahlung. Und: Beim Tanzen können Sie den Alltag völlig ausblenden und ganz im Hier und Jetzt sein.

Falls Sie im Tanzen nicht (mehr) geübt sind, bieten Ihnen Tanzstudios und Volkshochschulen ein großes Angebot an Kursen, unter denen Sie wählen können. Beliebte Paartänze sind etwa die Standardtänze Walzer, Foxtrott und Rumba oder Latinotänze wie Salsa, Merengue und Forró, nicht zu vergessen der argentinische Tango. Voll im Trend liegt außerdem der Discofox, eine flotte Kombination von Elementen aus verschiedenen Tänzen. Und auch wenn Sie keinen Tanzpartner haben, können Sie unter vielerlei Angeboten wählen: etwa Ballett, Jazztanz, Modern Dance, Stepptanz, orientalischem Tanz, Flamenco oder – wenn Sie sich richtig auspowern wollen – brasilianischem Samba.

Tipp: Fitness für die grauen Zellen
Tanzen verbessert nicht nur die körperliche, sondern auch die mentale Fitness (siehe auch Kapitel 8). Eine Studie der Ruhr-Universität Bochum hat ergeben, dass eine Stunde Tanzen pro Woche ausreicht, um die kognitiven Fähigkeiten, die Konzentration und das Reaktionsvermögen erheblich zu verbessern.[22] Das gilt insbesondere für Paartänze. Denn wer mit einem Partner tanzt, muss sich nicht nur auf die eigenen Schritte und Drehungen konzentrieren, sondern diese auch mit den Bewegungen des Partners abgleichen – und das im Bruchteil von Sekunden.

Gesunde Pfunde

Mit Sport tun Sie auch Ihrer Figur etwas Gutes. Sportliche Bewegung wird mit zunehmendem Alter vor allem deshalb immer wichtiger, weil der Körper allmählich an Muskelmasse verliert. Da Muskeln jedoch mehr Energie verbrauchen als anderes Körpergewebe, sinkt der Energiebedarf – mit dem Effekt, dass das Körpergewicht steigt.

Nicht nur das, auch die Figur verändert sich. Statt der typisch weiblichen Birnenform – schlanke Taille, breitere Hüften und Oberschenkel – setzt das Körperfett nun verstärkt am Bauch an.

Hierfür ist das männliche Hormon Testosteron verantwortlich, das in jüngeren Jahren durch die Östrogene kompensiert wurde. Ab Anfang 40 wird dieser Effekt jedoch durch den wechseljahresbedingten Östrogenabfall allmählich aufgehoben.

Dabei ist Bauchfett keineswegs nur ein Figurproblem, vielmehr stellt es ein erhöhtes Risiko für Diabetes und Herz-Kreislauf-Erkrankungen dar. So gesehen sollten Sie nicht nur Ihrer äußeren Erscheinung zuliebe auf eine schlanke Taille achten. Mit einem Taillenumfang bis zu 80 Zentimeter sind Sie auf alle Fälle im grünen Bereich. Oberhalb dieses Wertes besteht laut der deutschen Adipositas-Gesellschaft bereits ein leicht erhöhtes Gesundheitsrisiko. Keinesfalls sollte der Bauchumfang bei Frauen jedoch mehr als 88 Zentimeter betragen (bei Männern sollten es nicht mehr als 102 Zentimeter sein).

Wenn Sie also, wie viele Frauen in mittleren Jahren, mit Ihrer Figur zunehmend unzufrieden sind und unbedingt ein paar Kilos abnehmen wollen, sollten Sie dennoch eines beachten: Strapazieren Sie Ihren Körper nicht mit einer Crash-Diät, indem Sie Ihre Kalorienzufuhr drastisch reduzieren. Sie können sich damit zwar über einen schnellen Abnehmerfolg freuen. Doch sobald Sie Ihren Speiseplan nach der Diät auf normale Mengen umstellen, legen Sie neues Gewicht zu. Das liegt daran, dass durch eine Hungerkur viele Stoffwechselvorgänge auf Sparflamme gesetzt werden, sodass der Energiebedarf des Körpers nachhaltig sinkt. So wandern nach der Diät mehr überschüssige Kalorien als zuvor in die Fettdepots.

Diäten auf dem Prüfstand

Wenig empfehlenswert sind auch Diäten, die auf eine Reduktion bestimmter Makronährstoffe setzen. Bei der Low-Carb-Diät etwa muss auf Kohlenhydrate weitgehend verzichtet werden. Umgekehrt wird bei einer Low-Fat-Diät der Fettanteil in der täglichen Nahrung stark reduziert. Beide Diäten führen auf lange Sicht zu einseitiger Ernährung. Denn der Körper braucht nun einmal täglich ausreichende Mengen an Eiweiß, Fett und Kohlenhydraten ebenso wie an Vitaminen, Mineralstoffen und anderen Vitalstoffen.

Tipp: Low Carb und Low Fat kombinieren
Bei einer stoffwechselkonformen Diät kombinieren Sie das Low-Carb- und Low-Fat-Prinzip so gekonnt miteinander, dass Sie Gewicht verlieren und dennoch mit allen notwendigen Nährstoffen optimal versorgt sind. Diese Diät versteht sich als eine spezielle Art von Trennkost: Morgens und mittags sind Kohlenhydrate, jedoch kein Fett erlaubt. Das Abendessen besteht hingegen aus Speisen, die Fett und Eiweiß, aber keine Kohlenhydrate enthalten, da diese das »Dickmacher-Hormon« Insulin auf den Plan rufen. Das heißt, nur bei niedrigem Insulinspiegel kann der Körper Fett verbrennen – sodass Sie durch den abendlichen Verzicht auf Kohlenhydrate quasi im Schlaf abnehmen. Allerdings müssen Sie auch bei dieser Diät auf eine maßvolle Kalorienzufuhr achten.

Ihr Energiebedarf – der Schlüssel zum Idealgewicht

Fest steht: Effektiv und dauerhaft abnehmen können Sie nur, wenn Sie Ihren individuellen Energiebedarf kennen, also wissen, wie viele Kilokalorien Ihr Körper täglich benötigt.

Der tägliche Energiebedarf setzt sich zusammen aus dem Grundumsatz und dem Leistungsumsatz, die gemeinsam den Gesamtumsatz bilden – die Energiemenge also, die der Körper pro Tag verbraucht.

Der Grundumsatz bezeichnet die Energiemenge, die der Organismus täglich braucht, um im Ruhezustand alle lebenswichtigen Körperfunktionen wie Atmung, Stoffwechsel und Kreislauf aufrechtzuerhalten. Der Grundumsatz ist abhängig von Körpergewicht, Körpergröße, Alter und Geschlecht. So ist er bei Frauen um durchschnittlich zehn Prozent niedriger als bei Männern, weil Männer mehr Muskeln besitzen, die wiederum mehr Energie verbrauchen. Außerdem verringert sich der Grundumsatz mit zunehmendem Alter. Die folgende Formel zur Errechnung des Grundumsatzes kann daher nur einen ungefähren Wert liefern: Sie multiplizieren Ihr Körpergewicht (in Kilogramm) mit der Zahl 24. Bei einem Körpergewicht von 70 Kilogramm ergibt das beispielsweise:

70 x 24 = 1680 kcal pro Tag

Wer es etwas genauer wissen will, zieht vom errechneten Wert pro vollendetem Lebensjahrzehnt etwa 3 Prozent ab. Für eine Person ab 40 Jahren ergäbe das in der Beispielrechnung:

1680 kcal - 201,6 kcal = 1478,4 kcal

Der Leistungsumsatz gibt die Energiemenge an, die der Organismus für körperliche Aktivitäten, für Muskelbewegungen und für die Neubildung von Geweben braucht. Bestimmen lässt sich der Leistungsumsatz mit dem sogenannten PAL-Faktor (physical activity level), dessen Wert sich nach der Intensität der körperlichen Belastung richtet. Der PAL-Wert beträgt z. B.

- im Liegen ca. 1,2
- bei sitzender Tätigkeit (Schreibtischarbeit) ca. 1,4
- bei körperlich anstrengender Tätigkeit ≥ 2,0

Da die körperlichen Aktivitäten gewöhnlich im Laufe eines Tages wechseln (Schlafen, Aufstehen, Sitzen, Gehen, sportliche Bewegung), müsste man verschiedene PAL-Faktoren ansetzen und diese mit der jeweiligen Stundenanzahl multiplizieren, um den genauen Leistungsumsatz pro Tag zu ermitteln.

Derart komplizierte Berechnungen sind jedoch zum Abnehmen nicht nötig. Um auf gesunde Weise Ihr Wunschgewicht zu erreichen, genügt es zu wissen, dass Ihre tägliche Kalorienzufuhr höher sein muss als Ihr Grundumsatz, jedoch niedriger als Ihr Gesamtumsatz. Hierfür reicht diese einfache Faustformel:

Körpergewicht in kg x 24 (= Grundumsatz) x 1,2 (PAL-Wert)

Für eine Person mit beispielsweise 70 Kilo Körpergewicht errechnet sich auf diese Weise eine Energiemenge von 70 x 24 x 1,2 = 2016 kcal pro Tag.

Mit dieser Formel stellen Sie sicher, dass der tägliche Mindestenergiebedarf Ihres Körpers gedeckt ist. Und da Sie für den Leistungsumsatz einen sehr niedrigen PAL-Wert ansetzen, wird Ihr Gesamtenergiebedarf andererseits nicht überschritten. Vielmehr entsteht, vor allem wenn Sie sich täglich ausreichend bewegen, ein Energiedefizit, das Ihr Körper aus seinem Speicherfett decken muss – mit dem Effekt, dass Sie abnehmen.

Einen guten Abnehmerfolg erzielen Sie auch, wenn Sie in die obige Faustformel ein niedrigeres Körpergewicht als Ihr tatsächliches einsetzen, wie es im nachfolgenden Tipp beschrieben wird.

Tipp: Der Wochenplan zum Abnehmen

Legen Sie sich für eine Woche einen Speiseplan zurecht, in dem Sie alle Mahlzeiten – Frühstück, Mittagessen, Abendessen, Zwischenmahlzeiten – und alle Getränke für jeden Tag genau festlegen. Stellen Sie dabei mithilfe einer Nährwerttabelle (siehe Buchtipp im Anhang) sicher, dass folgende Kriterien erfüllt sind:

- Ihr Bedarf an Fett, Eiweiß und Kohlenhydraten sowie an Vitaminen, Mineralstoffen und Spurenelementen muss täglich vollständig gedeckt sein.
- Ihre tägliche Kalorienzufuhr sollte mithilfe der obigen Faustformel auf der Basis Ihres Wunschgewichts (z. B. 65 Kilo) anstatt Ihres tatsächlichen Gewichts (z. B. 70 Kilo) errechnet werden.
- Solange Sie sich an diese Vorgaben halten, dürfen Sie neben gesunder, vitalstoffreicher und kalorienarmer Kost auch Ihren Vorlieben (z. B. für Süßigkeiten) nachgeben. Sie sollen nicht das Gefühl haben, ständig auf etwas verzichten zu müssen.

Nach Ablauf der ersten Woche werden Sie zwar noch nicht nennenswert abgenommen haben. Doch Sie werden eine genauere Vorstellung davon bekommen haben, wie Sie Ihren Speiseplan langfristig auf gesundes Abnehmen umstellen können. Führen Sie die Wochenpläne so lange weiter, bis Sie mit den Nährwerten und Kalorienmengen der von Ihnen bevorzugten Nahrungsmittel so vertraut sind, dass sich ein genaues Berechnen und Abwiegen der Zutaten erübrigt.

8. Den Geist in Schwung halten, schöpferisch sein

Liebevoll mit sich selbst umzugehen bedeutet auch, darauf zu achten, seine geistigen und kreativen Fähigkeiten beweglich zu halten. Mit gutem Grund: Denn die lange vorherrschende Meinung, dass das Gehirn im Erwachsenenalter nicht mehr flexibel sei, sondern in seiner Struktur ähnlich wie die Hardware eines Computers unverändert bleibe, ist heute wissenschaftlich weitgehend widerlegt. Stattdessen finden sich immer neue Belege für die sogenannte Neuroplastizität des Gehirns. Gemeint ist damit die Fähigkeit des Gehirns, sich lebenslang an neue Erfahrungen und Bedingungen anzupassen und neue Lerninhalte aufzunehmen – allerdings nur unter der Voraussetzung, dass ihm solche ausreichend geboten werden.

Gehirnjogging: Training für die grauen Zellen

Mit der mentalen Fitness ist es ähnlich wie mit der körperlichen Kondition: Ihr Gehirn bleibt leistungsfähig, solange Sie es trainieren. Je vielfältiger die Reize sind, die Sie ihm bieten, desto besser fällt der Trainingseffekt aus. Stellen Sie sich daher ein vielseitiges Programm zusammen, um die Leistungsfähigkeit Ihres Gehirns in allen Bereichen optimal zu fördern.

Im Folgenden finden Sie neben einer kurzen Erläuterung zu den einzelnen Bereichen auch jeweils eine Beispielübung. Weitere Übungen bieten Ihnen Denksport- und Rätselbücher in Fülle (siehe Buchtipps im Anhang).

Gedächtnis

Zu den zentralen Instrumenten unseres Gehirns gehört das Gedächtnis. Wir merken das oft erst, wenn es uns im Stich lässt – beispielsweise, wenn uns ein geläufiger Name oder eine PIN nicht mehr einfällt. Damit Daten und Fakten jederzeit aus dem Gedächtnis abrufbar sind, müssen sie geschickt abgelegt werden. Zu diesem Zweck gibt es eine Reihe von Mnemotechniken, mit deren Hilfe sich Informationen leichter im Gedächtnis abspeichern lassen. Damit die gespeicherten Informationen danach jederzeit abgerufen werden können, bedienen sich die meisten Mnemotechniken sogenannter Anker, bei denen Bekanntes mit neuen Informationen verbunden wird. Ein Beispiel dafür ist das Visualisieren, bei dem Daten und Fakten mit Bildern verknüpft werden. Es gibt noch viele andere Möglichkeiten, die Merkfähigkeit des Gehirns effektiv zu trainieren. Probieren Sie einmal die folgende Übung aus.

Übung 30: Wie sah das aus?

Halten Sie ein Blatt Papier und einen Stift griffbereit und suchen Sie sich ein Objekt in Ihrer Umgebung aus, das Sie beschreiben wollen, beispielsweise ein Kleid, eine Tasche oder eine Zimmerpflanze. Stellen Sie den Gegenstand vor sich hin und betrachten Sie ihn eine Minute lang von allen Seiten. Dann verlassen Sie den Raum oder drehen sich um, damit das Objekt nicht mehr in Ihrem Blickfeld liegt. Notieren Sie auf dem Blatt in Stichpunkten alle Details, die Sie sich gemerkt haben. Danach prüfen Sie, inwieweit Ihre Beschreibung vollständig und zutreffend ist. Um den Schwierigkeitsgrad dieser Übung zu steigern, können Sie die Zeit für die Betrachtung beliebig verkürzen. Oder Sie wählen als Objekt ein Bild aus, das sich aus möglichst vielen verschiedenen Details zusammensetzt. Und richtig spannend wird die Übung, wenn Sie sie im Wettbewerb mit einem oder mehreren Spielpartnern durchführen.

Konzentration

Konzentration ist die Fähigkeit, die gesamte Aufmerksamkeit für eine gewisse Zeit auf eine bestimmte Aufgabe zu richten. Das erfordert Anstrengung, deshalb lässt sich das Konzentrationsvermögen nur über einen begrenzten Zeitraum aufrechterhalten. Grundsätzlich lässt sich Konzentration nicht erzwingen oder durch den eigenen Willen beeinflussen, wohl aber durch gewisse Rahmenbedingungen verbessern: zum Beispiel indem man für ausreichenden Schlaf sorgt, sich ausgewogen ernährt, für eine störungsfreie Arbeitsumgebung sorgt, genügend Pausen einlegt und sich nach getaner Arbeit ausreichend entspannt (siehe Kapitel 5). Konzentration lässt sich aber auch trainieren, z. B. mit einer Übung wie der folgenden.

Übung 31: Lücken-Alphabet

Versuchen Sie, das Alphabet einmal in einer anderen als der üblichen Reihenfolge aufzusagen: Lassen Sie zunächst jeden zweiten Buchstaben aus, dann jeden dritten, vierten, fünften usw. Je schneller Sie das Lücken-Alphabet aufsagen, desto stärker müssen Sie sich konzentrieren, um keinen Fehler zu machen. Sie können dabei auch in Wettstreit mit einem Mitspieler treten, das sorgt für zusätzliche Spannung und Heiterkeit.

Logisches Denken

Mit Denksport können Sie auch Ihre Kombinationsgabe verbessern. Gemeint ist damit die Fähigkeit, Zusammenhänge zu erkennen und daraus folgerichtige Schlüsse zu ziehen. Logisches Denken lässt sich gezielt trainieren. Albert Einstein hat es uns vorgemacht: Schon als Kind liebte er es, sich in die kniffligsten Knobelaufgaben zu vertiefen und ließ sich dabei von nichts und niemandem stören. In der folgenden Übung finden Sie ein Beispiel für eine Logikaufgabe.

Übung 32: Kugeln wiegen

Vor Ihnen auf dem Tisch stehen fünf Behälter mit jeweils fünf Kugeln, die sich äußerlich nicht unterscheiden, und eine Waage (keine Balkenwaage!). Die Kugeln in vier Behältern wiegen alle 500 Gramm, in einem Behälter wiegen sie nur 400 Gramm. Finden Sie nun mit einem einzigen Wiegevorgang heraus, welcher Behälter die leichteren Kugeln enthält. Die Lösung dieser Aufgabe finden Sie bei den Anmerkungen im Anhang.[23]

Improvisation

Improvisationsgeschick ist eine Fähigkeit, die unter anderem in der Berufswelt zunehmend Anerkennung findet. Trainieren lässt sie sich mit Methoden, die überwiegend aus der Schauspielkunst kommen. Improvisationsübungen steigern die Flexibilität im Umgang mit unerwarteten Situationen und fördern die Kreativität. Mit der folgenden Übung können Sie es ausprobieren.

Übung 33: Stegreifrede

Ein hübsches Spiel für einen geselligen Abend im Freundeskreis: Ein Spieler verlässt den Raum, die anderen stellen gemeinsam eine Liste von vier bis sechs Begriffen zusammen und notieren sie auf einem Zettel. Nun wird der Spieler hereingerufen und soll eine Stegreifrede halten, in der sämtliche Begriffe vorkommen und die exakt fünf Minuten dauert.

Sich für Neues begeistern

Um noch einmal auf den Begriff Neuroplastizität zurückzukommen: Der Neurobiologe Gerald Hüther vertritt die Ansicht, dass jeder Mensch bis ins hohe Alter lernfähig sei. Als einzige Voraussetzung dafür nennt er ein möglichst hohes Maß an Begeisterung: Wer ein neues Interessengebiet entdeckt und sich für das betreffende Thema wirklich begeistern kann, der ist im Prinzip fast genauso lernfähig wie ein Kind.

Die Tatsache, dass Kinder in der Regel dennoch leichter und schneller lernen als alternde Menschen, sieht Hüther nicht als Widerspruch, sondern als Bestätigung an: Ein Kind, das täglich neue, bislang unbekannte Erfahrungen macht, kann sich wesentlich leichter begeistern als ein Erwachsener, der schon alles kennt und weiß (oder das zumindest glaubt) und in dessen Kopf sich daher nur mehr wenig Neues abspielt.[24]

»NICHTS GROSSES IST JE OHNE
BEGEISTERUNG GESCHAFFEN WORDEN.«
Ralph Waldo Emerson

Heraus aus der Antriebslosigkeit

Um beim Thema Begeisterung zu bleiben: Wann haben Sie zuletzt das Gefühl gehabt, Sie könnten die ganze Welt umarmen? Welches Erlebnis hat bei Ihnen das letzte Mal überschäumende Begeisterung ausgelöst? Wenn Sie Mühe haben, sich an ein solches Ereignis zu erinnern, dann mag das genau an der Einstellung von Erwachsenen liegen, die Gerald Hüther in dem Satz zusammenfasst: »Ich kenne alles, mir kann man nichts Neues mehr bieten.«

Hinter mangelnder Begeisterung können jedoch auch Perfektionismus und ein überzogenes Pflichtgefühl stecken (siehe Kapitel 5), die einen daran hindern, mit offenen Augen durch die Welt zu gehen und die kleinen Freuden des Alltags zu genießen. Eine Einstellung, die Carla S.[25] von sich selbst nur zu gut kennt:

»Als berufstätige Mutter habe ich meine Alltagspflichten immer sehr ernst genommen – zu ernst! Ich habe mich jahrelang bis zur Erschöpfung ausgepowert, bis ich irgendwann kaum noch Kraft und Lebensfreude hatte. Mit Ende 40 sah ich ein, dass es so nicht weitergehen konnte. Ich lernte mit professioneller Hilfe zu entschleunigen, Pausen einzulegen, meinen Alltag zu rhythmisieren und vor allem mehr auf meine eigenen Bedürfnisse zu achten. Dadurch wurde ich wieder offen für Neues. Im Grunde bin ich ja ein sehr begeisterungsfähiger Mensch, doch ich hatte mir lange Zeit nicht mehr vorstellen können, dass ich noch die Energie und Neugierde aufbringen könnte, etwas Neues auszuprobieren. Das tat ich jetzt – mit wachsender Begeisterung. Ich fing an zu tanzen und in einer Gruppe zu musizieren, etwas, worauf ich schon immer große Lust gehabt hatte. Es machte mir sofort riesigen Spaß. Vor allen Dingen überraschte es mich, dass ich so schnell ein neues Musikinstrument spielen lernte. Bis dahin hatte ich immer geglaubt, so was könnte man nur, wenn man jung ist. Ich merkte, dass ich richtig aufblühte, und hatte plötzlich den Eindruck, als würden mich alle Leute anstrahlen. Bis mir einmal jemand rückmeldete: ›Das Strahlen geht von dir aus!‹«

Neue Interessensgebiete erkunden

Sie sehen, Neues auszuprobieren lohnt sich. Und es ist auch relativ leicht, sich neue Interessensgebiete zu erschließen. Als möglicher Ausgangspunkt genügt die simple Frage: Was interessiert mich besonders, was hat mich schon immer gereizt?

Wenn Ihnen auf Anhieb dazu nichts einfallen will, nehmen Sie einfach das Kursprogramm der Volkshochschule oder einer anderen Bildungseinrichtung für Erwachsene zur Hand. Dort werden Sie mit Sicherheit fündig. Hier nur einige Beispiele aus dem großen Pool der Möglichkeiten:

- Sind Sie naturwissenschaftlich interessiert, können Sie entsprechende Vorträge und Seminare besuchen, sich einer Führung durch Museen und Sammlungen anschließen oder auf Exkursion in die Natur gehen.
- Interessieren Sie sich für fremde Länder und Völker, können Sie sich durch Diavorträge und Filme zu einer (Fern-)Reise inspirieren lassen.

- Heißt Ihr Lieblingsthema gesunde Ernährung, können Sie einen Kochkurs belegen – und vielleicht auch kulinarische Spezialitäten anderer Länder kennenlernen.
- Auch im künstlerisch-kreativen Bereich bieten sich vielerlei Möglichkeiten: von Theater, Musik und Tanz über textiles und plastisches Gestalten bis hin zu Malen, Fotografieren und Filmen.
- Wollen Sie eine Fremdsprache erlernen oder alte Sprachkenntnisse auffrischen, können Sie ebenfalls aus einem großen Kursangebot wählen: sei es Englisch oder Französisch, Türkisch oder Arabisch, Chinesisch oder Japanisch.

Nun hört man ja, was das Lernen im Allgemeinen und das Sprachenlernen im Besonderen betrifft, immer wieder das Argument, dafür müsse man entsprechende »Zeitfenster« in der Kindheit nutzen. Das heißt, dass es für jeden Lernbereich eine Entwicklungsphase in der Kindheit gibt, in der das kindliche Gehirn den entsprechenden Lernstoff am leichtesten aufnimmt. Aus dieser Auffassung ist der bekannte Spruch entstanden: »Was Hänschen nicht lernt, lernt Hans nimmermehr.« Doch dass sich ein Zeitfenster unwiederbringlich schließt, gilt nur für wenige Lernbereiche. Grundsätzlich ist unser Gehirn zu lebenslangem Lernen in der Lage.

Gerade zum Thema Sprachenlernen bringt Gerald Hüther ein schönes Beispiel für seine These, Begeisterung sei der größte Motor für das Lernen: Er führt dazu das Beispiel eines 85-jährigen Herrn aus Deutschland an, der sich in eine chinesische Seniorin verliebt und von ihr zu einem längeren Aufenthalt in ihrer Heimat eingeladen wird. Dazu lautet die Einschätzung Hüthers: »Wenn der Mann seinen Gefühlen folgen und sich auf die Reise einlassen würde, könnte er wahrscheinlich nach einem halben Jahr schon ganz gut Chinesisch sprechen.«[26]

Tipp: Einen Literaturkreis gründen
Sie können die kulturellen Angebote Ihres Wohnorts nicht nur als Teilnehmerin wahrnehmen, sondern aktiv zu deren Erweiterung beitragen. Wenn beispielsweise Lesen zu Ihren Hobbys zählt, wie wäre es, wenn Sie einen Literaturkreis gründeten? Vielleicht gibt es in Ihrem Freundeskreis einige »Bücherwürmer«, mit denen Sie sich zusammentun können. Weitere Lesebegeisterte lassen sich z. B. bei literarischen Veranstaltungen oder per Internetsuche finden. Mit einer Gruppengröße von mindestens fünf Mitgliedern können Sie starten: Entscheiden Sie gemeinsam, wo, wann und wie oft Sie sich treffen und welche Lektüre Sie sich für den jeweiligen Termin vornehmen wollen – dann steht einem regen Austausch nichts mehr im Weg.

Kreativität – die Freude am Erschaffen

Welche Leute würden Sie als kreativ bezeichnen und mit welcher Begründung? Zählen Sie sich selbst zu den kreativen Menschen? Kreativität – was ist das überhaupt? Gemeint ist die Fähigkeit, Neues zu erschaffen oder zu erdenken, was jedoch nicht ausschließlich im Sinne von künstlerischem Schaffen gemeint ist. Kreativ ist auch, wer in unerwarteten Situationen oder bei ungewohnten Aufgaben in der Lage ist, eine originelle, unkonventionelle Lösung zu finden.

Allerlei Mythen

Viele Menschen glauben von sich selbst, sie seien unkreativ und hätten wenig Fantasie. Das stimmt in den seltensten Fällen. Zum einen tun sich die meisten grundsätzlich schwer damit, sich selbst und ihre Fähigkeiten richtig einzuschätzen. Zum anderen kursieren über Kreativität allerlei unzutreffende Behauptungen, wie beispielsweise diese:[27]

- So heißt es z. B. häufig, Kreativität sei angeboren, also nur einigen Auserwählten in die Wiege gelegt. Die Kreativitätsforschung hat das längst widerlegt und gezeigt, dass Kreativität ohne Weiteres gefördert werden kann, sowohl durch Umwelteinflüsse als auch mithilfe entsprechender Techniken (siehe Buchtipp im Anhang).
- Häufig wird außerdem behauptet, Kreativität sei in erster Linie Kindern und Jugendlichen vorbehalten. Das trifft nur insofern zu, als junge Menschen gewöhnlich unkonventioneller und offener an Aufgaben herangehen als Ältere und daher leichter auf originelle Lösungen stoßen. Es bedeutet jedoch nicht, dass man nicht auch im fortgeschritteneren Alter zu schöpferischen Leistungen in der Lage wäre.
- Verbreitet ist auch die Vorstellung, Kreative seien Chaoten, Spinner oder Außenseiter. Doch wenn ein Mensch kreativ ist, bedeutet das noch lange nicht, dass er unstrukturiert und undiszipliniert an seine Aufgaben herangeht. Außerdem gibt es unter weniger kreativen Menschen ebenso Außenseiter wie unter sehr kreativen.

Falls Sie zu den Menschen gehören, die Zweifel an ihrer Kreativität hegen, sollten Sie diese beiseiteschieben, denn damit blockieren Sie sich nur selbst. Verzichten Sie darauf, neue Ideen schon im Ansatz durch übermäßige Selbstkritik zunichtezumachen. Halten Sie es lieber mit dem Spruch von Albert Einstein: »Wenn eine Idee nicht zuerst absurd erscheint, taugt sie nichts.«

Entdecken Sie Ihre kreativen Fähigkeiten

Und wenn die guten Einfälle dennoch ausbleiben? Dann dürfen Sie trotzdem optimistisch bleiben. Manchmal lässt eine zündende Idee einfach eine Weile auf sich warten. Und manchmal braucht es, wenn die Idee gefunden ist, auch mehrere Anläufe, bis sich ein guter Einfall in die Tat umsetzen lässt. Doch wenn Sie mit offenen Augen durch die Welt gehen und sich durch das

Beispiel anderer inspirieren lassen, können Sie jederzeit damit rechnen, dass es plötzlich »Klick« macht. Fragen Sie einmal einen Menschen, den Sie für besonders kreativ halten, danach, wie er es anstellt, originelle Lösungen zu finden, und lassen Sie sich von seinem Beispiel inspirieren.

Tipp: Blockaden lösen – durch Entspannung und Bewegung
Der Kreativitätskiller Nummer 1 heißt: Stress. Denn Stress bewirkt eine vermehrte Ausschüttung der Hormone Adrenalin und Cortisol und lähmt das Gehirn. Das hat den sogenannten »Tunnelblick« zur Folge, mit dem man nur noch ein bestehendes Problem wahrnimmt und die Lösungen, die links und rechts davon liegen, übersieht. Deshalb sollten Sie in Stresssituationen bewusst Pausen einlegen und sich Entspannung gönnen (beispielsweise mit einer Übung aus Kapitel 5). Sehr zu empfehlen ist auch sportliche Bewegung, weil dadurch die »Kreativhormone« Serotonin und Dopamin freigesetzt werden (siehe Kapitel 7). Schon nach einer halben Stunde Walking oder Jogging durch den Park fühlt sich Ihr Kopf an wie »frisch gelüftet«.

Kreativität lässt sich, wie gesagt, auch fördern und üben – beispielsweise, indem Sie sich Aufgaben und Fragestellungen vornehmen, denen Sie bisher eher aus dem Weg gegangen sind. Gerade das Ungewohnte und Unbekannte kann ganz neue Lösungswege eröffnen.

Es gibt im Übrigen eine ganze Reihe bekannter Kreativitätstechniken, wie etwa das Brainstorming oder Mindmapping. Die meisten werden in Gruppen eingesetzt, denn hier können sich die Teilnehmer gegenseitig Anregungen geben, sodass sich die Ideensammlung von selbst erweitert. Manche Techniken lassen sich jedoch auch allein anwenden. Probieren Sie dazu einmal die beiden nachfolgenden Übungen aus, die beide den Zweck haben, neue Ideen zu finden.[28]

Übung 34: Gedankliche Rollenspiele

Bei dieser Übung, die als »Walt-Disney-Methode« bekannt ist, sollen Sie sich nacheinander in drei Rollen versetzen: Als Erstes verkörpern Sie den Träumer, der mit Ideen spielt, ohne sich darum zu kümmern, ob sie realisierbar sind. Als Nächstes schlüpfen Sie in die Rolle des Realisten, der bei allem, was er tut, pragmatisch vorgeht. Zuletzt versetzen Sie sich in die Gedankenwelt des Kritikers, der alle Ideen unter dem Aspekt überprüft, was sich daran noch verbessern lässt. Mit dieser Vorgehensweise können Sie als Erstes eine Sammlung an Ideen anlegen, aus diesen die realistischen herausfischen und unter Letzteren wiederum die auswählen, die sich optimal umsetzen lassen.

Übung 35: Assoziationsketten

Diese Technik wurde unter der Bezeichnung »Clustering« vor einigen Jahrzehnten von der amerikanischen Pädagogin Gabriele L. Rico entwickelt.[29] Es handelt sich hierbei um eine kreative Schreibmethode für Autoren, mit deren Hilfe sich Schreibblockaden überwinden lassen. Die Methode kann generell zur Ideenfindung eingesetzt werden. Nehmen Sie dazu ein leeres Blatt Papier und schreiben Sie in die Mitte ein beliebiges Wort (z. B. »Traum«). Umranden Sie das Wort mit einem Kreis. Dann schreiben Sie, ohne nachzudenken, einen Begriff daneben, der Ihnen als erste Assoziation einfällt, umranden auch diesen und verbinden ihn durch einen Strich mit dem Mittelkreis. Neben diesen zweiten Begriff schreiben Sie die nächste Assoziation, umranden diese und verbinden beide Kreise durch einen Strich. Wichtig ist, dass Sie ohne langes Nachdenken einfach drauflosschreiben. So entsteht eine Assoziationskette. Sobald Ihnen ein neuer Begriff einfällt, der nicht zur Kette, wohl aber zum Wort in der Mitte passt, legen Sie eine neue Assoziationskette an. Lassen Sie die Ketten vom Mittelpunkt aus in alle Richtungen ausstrahlen. Dann wird an irgendeinem Punkt plötzlich von selbst eine Idee auftauchen, mit der Sie sich näher befassen wollen.

9. Da geht noch was! Neues wagen

Wenn man mit sich selbst im Einklang und mit seinem Leben zufrieden ist, so bedeutet das nicht, dass man sich keine neuen Ziele mehr setzt und keinen Ehrgeiz hat, etwas Neues auszuprobieren. Es ist keineswegs ein Widerspruch, mit dem, was man hat, zufrieden zu sein und sich gleichzeitig neue Herausforderungen für die Zukunft zu suchen. Allerdings resultiert der Entschluss, etwas Neues zu wagen, tatsächlich oft aus der Erkenntnis, dass man eingefahrene Bahnen besser verlässt, bevor das Leben eintönig wird.

Wo stehe ich, wo will ich hin – und kann ich das?

Etwas Neues zu beginnen, bedeutet, von der Routine abzuweichen und ungewohnte Pfade zu betreten. Das kann ungeheuer spannend sein. Andererseits kostet der Schritt ins Unbekannte auch körperliche, geistige und seelische Energie. Hinzu kommt die Angst vor dem Ungewissen, die der Begeisterung rasch einen Dämpfer versetzt. Und schon ist man dabei, sich Argumente zurechtzulegen, warum man den Schritt nun doch nicht wagen kann, etwa so:

- Im Moment ist der Zeitpunkt denkbar ungünstig.
- Mir fehlen die nötigen Voraussetzungen.
- Besser als jetzt kann es sowieso nicht werden.
- Das passt nicht zu mir.
- Das kostet mich zu viel Zeit.
- Dafür bin ich schon zu alt.

Solche Bedenken kennt jeder – und sie haben durchaus ihre Berechtigung. Denn wer sich ohne Überlegung kopfüber ins Abenteuer stürzt, kann schnell eine Bruchlandung hinlegen. Andererseits wird das Leben langweilig, wenn man nicht ab und zu vom Gewohnten abweicht und neue Wege ausprobiert.

»Schwing dich aus allem heraus,
was dich beengt.«
Bettina von Arnim

Erst prüfen, dann starten

Wenn Sie sich neue Ziele setzen, sollten Sie sich weder von blindem Aktionismus noch von überzogenen Ängsten leiten lassen. Ob es sich nun um einen Ortswechsel, eine Fortbildung oder ein anderes berufliches Vorhaben handelt: Gehen Sie Ihre Pläne mit Überlegung an und überprüfen Sie Ihr Vorhaben genau.

Eine Checkliste kann Ihnen dabei nützlich sein. Hilfreiche Fragen sind beispielsweise diese:

- Warum möchte ich etwas Neues beginnen: aus innerem Antrieb oder aus Frust über die bestehende Situation?
- Reicht meine Motivation für das neue Vorhaben aus?
- Welchen Nutzen oder Gewinn verspreche ich mir von meinem neuen Vorhaben?
- Habe ich mich ausreichend informiert?
- Welche Erfahrungen und Kompetenzen bringe ich mit?
- Welche Mittel benötige ich?
- Mit welchen Hürden und Risiken habe ich zu rechnen?
- Welche Hindernisse könnten mir andere Menschen eventuell in den Weg legen?
- Wie flexibel bin ich, wie gut kann ich mich auf Unvorhergesehenes einstellen?
- Wie realistisch schätze ich mein Vorhaben ein? Weiß ich, wo meine Grenzen sind?

Smarte Ziele

Um neue Ziele zu formulieren, können Ihnen auch die sogenannten »SMART«-Kriterien von Nutzen sein, die häufig in Projektteams angewendet werden. Anhand dieser fünf Kriterien können Sie überprüfen, wieweit Ihre Ziele mit Ihren Motiven und Möglichkeiten übereinstimmen. SMART bedeutet:

S = spezifisch: Das Ziel muss klar und präzise definiert sein. Also nicht so: »Ich suche eine neue Herausforderung im Job.« Sondern so: »Ich möchte das Projekt XY übernehmen.«

M = messbar: Das Ziel soll einen messbaren Wert enthalten. Nicht so: »Das Projekt soll möglichst kostengünstig realisiert werden.« Sondern so: »Das Projektbudget von 8000 Euro wird eingehalten.«

A = akzeptiert/attraktiv: Das Ziel muss von allen Beteiligten akzeptiert bzw. als attraktiv angesehen werden. Nicht so: »Die anderen werden schon noch einsehen, dass die Idee gut ist.« Sondern so: »Von der Idee sind alle überzeugt.«

R = realistisch: Das Ziel muss erreichbar sein. Nicht so: »Ich lerne in zwei Wochen fließend Spanisch, damit ich die Aufgabe übernehmen kann.« Sondern so: »Ich kann die Aufgabe übernehmen, weil meine Spanischkenntnisse dafür ausreichen.«

T = terminiert: Das Ziel soll einen klaren Zeitplan enthalten. Nicht so: »Ich werde das Projekt zügig durchziehen.« Sondern so: »Am 15. Mai wird das Projekt abgeschlossen.«

Ein Jobwechsel ist möglich – auch in der Lebensmitte

Frauen sind heute im Berufsleben viel stärker vertreten als früher: Etwa 70 Prozent der Frauen in Deutschland sind berufstätig. Die wenigsten findet man allerdings in Spitzenpositionen, und was ihre Einkünfte betrifft, hinken sie den männlichen Beschäftigten noch immer deutlich hinterher. Hinsichtlich der Dauer des Berufslebens hat sich die Situation für sie sogar zum Nachteil verändert: Bis Mitte der 1980er-Jahre konnten Frauen – anders als Männer – in Deutschland schon mit 60 Jahren in Rente gehen. Dann wurde das Renteneintrittsalter auf 65 Jahre sowohl für Frauen als auch für Männer festgelegt. Vor dem Hintergrund der steigenden Lebenserwartung wurde das reguläre Renteneintrittsalter nun stufenweise sogar auf 67 Jahre angehoben.

Diese Situation nehmen berufstätige Frauen zwischen 40 und 50 heute verstärkt zum Anlass, um ihre beruflichen Wünsche und Ziele neu zu definieren: Kann ich mir vorstellen, meinen derzeitigen Job noch 20 Jahre oder länger auszuüben? Oder deprimiert mich diese Vorstellung? Soll ich mich beruflich nochmals neu orientieren? Doch ist das Wagnis eines Jobwechsels in meinem Alter nicht viel zu hoch?

Generation »Mittelalt«: die Chancen auf dem Arbeitsmarkt

Wenn es auf die 50 zugeht, ist es mit den Chancen auf dem Arbeitsmarkt vorbei. So lautet knallhart die gängige Meinung – die jedoch nicht unbedingt jeder teilen mag. So auch nicht Monika Birkner, die für Frauen und Männer in der Lebensmitte noch viele berufliche Möglichkeiten sieht. Als Strategieberaterin, Coach und Buchautorin[30] kennt sie die Erfolgsfaktoren für eine berufliche Neuorientierung in der Lebensmitte.

Dazu gehört aus ihrer Sicht eine gute Selbsteinschätzung: Wer seine eigenen Stärken, Leistungen und bisherigen Erfolge genau kennt, kann selbstbewusst auftreten und auch zu seinem Alter stehen. Das verbessert die beruflichen Chancen ebenso wie die Bereitschaft, neue Kompetenzen zu erwerben, um berufliche Erfahrung mit Zukunftstauglichkeit zu kombinieren.

Grundsätzlich ist Monika Birkner der Meinung, dass es *den* Arbeitsmarkt ohnehin nicht gibt. So sieht sie für Berufstätige in der Lebensmitte durchaus Nischenmärkte, beispielsweise für Menschen, die Spezialqualifikationen zu bieten haben – ob es sich nun um »ausgestorbene« Berufe, spezielles juristisches Know-how oder um seltene Fremdsprachen handelt. Im Übrigen vertritt sie die Auffassung, dass sich die Altersvorstellungen von

Unternehmen in Bezug auf Stellenbewerber zunehmend zugunsten älterer Arbeitnehmer verändern. Eine Einschätzung, die zuversichtlich stimmt.

Dennoch gibt es gerade unter den berufstätigen Frauen nicht wenige, die mit ihrer Arbeitssituation grundsätzlich unzufrieden sind, beispielsweise weil sie sich an ihrem Arbeitsplatz unterbezahlt, über- oder unterfordert und/oder zu wenig anerkannt fühlen. Manche beschließen deshalb nicht nur, den Arbeitsplatz aufzugeben, sondern komplett aus ihrem bisherigen Tätigkeitsfeld auszusteigen und eine neue Existenz zu gründen. Ein solcher Schritt ist freilich mit Risiken verbunden. Die wenigsten Frauen unternehmen ihn unbedacht, sondern erst nach reiflicher Überlegung – und erfüllen sich mitunter einen Lebenstraum: So kann es vorkommen, dass eine Informatikerin ein Modegeschäft eröffnet oder eine Personalleiterin sich als Feng-Shui-Beraterin selbstständig macht, um nur zwei Beispiele zu nennen.

Der Traumberuf als zweites Standbein

Man muss den bisherigen Job oder Arbeitsplatz jedoch nicht völlig aufgeben, um sich einem beruflichen Traumziel zu nähern. Viele Frauen in der Lebensmitte nutzen die Möglichkeit, neben ihrem Hauptberuf eine weitere Tätigkeit aufzunehmen, die oft mit ihren persönlichen Interessen zu tun hat.

Zu ihnen gehört Barbara D., die zunächst als Medizinisch-Technische Assistentin, dann als freie Lektorin gearbeitet hatte. Mit Anfang 40 beschloss sie, sich beruflich ein neues Standbein zu schaffen. Sie ließ sich zur Yogalehrerin ausbilden und begann, neben ihrer Lektoratsarbeit Yoga in Fitness- und Yogastudios zu unterrichten. Einige Zeit später erhielt sie das Angebot, für ein bekanntes Yogamagazin Interviews mit namhaften Yogalehrern zu führen und Beiträge über Yoga zu verfassen. Dank ihrer sprachlichen Gewandtheit und Schreibbegabung versuchte sie sich als Nächstes als Koautorin von Sachbüchern bei renommierten Verlagen – und war prompt erfolgreich. Ihr nächstes

Ziel, eigene Buchprojekte zu veröffentlichen, liegt mittlerweile in greifbarer Nähe.

Heute, mit 50 Jahren, zieht Barbara D. ein klares Fazit: »Ich habe meinen Entschluss nie bereut. Ich würde diesen Weg wieder wählen und dabei genau wie damals darauf achten, dass die wesentlichen Voraussetzungen erfüllt sind. Zum Beispiel ist es wichtig, dass man sein Vorhaben gut überdenkt und sich ehrlich fragt: Habe ich wirklich das nötige Selbstvertrauen und Potenzial, die Zuversicht, Ausdauer und Frusttoleranz, um so etwas zu machen? Oder fliehe ich nur vor einer Lebenssituation, die mich unzufrieden macht? Das wäre ein zu schwaches Fundament für einen Neubeginn. Sehr hilfreich ist auch das Beispiel anderer Menschen, das einem als Vorbild und zur Orientierung dienen kann. Nicht zuletzt habe ich mich damals bewusst mit Leuten umgeben, die ebenfalls im Aufbruch waren. Sie haben mich im Glauben an mich selbst bestärkt. Ich finde es wichtig, sich Gemeinschaft zu suchen – Menschen, die sich gegenseitig ermutigen und unterstützen. Das stärkt und motiviert ungemein.«

Tipp: Das kleine berufliche Extra

Um Abwechslung in Ihren Berufsalltag zu bringen, genügt manchmal schon eine kleine nebenberufliche Tätigkeit, die Ihren persönlichen Interessen und Fähigkeiten entgegenkommt. Wenn Sie Bücher lieben, warum nicht zeitweise als Aushilfe in einer Buchhandlung einspringen? Wenn Sie sportlich sehr aktiv sind, wie wäre es mit einer Trainerlizenz für einen Nebenjob als Fitnesstrainerin? Ihre Interessen können Sie auch als Kursleiterin oder Referentin ausleben, beispielsweise im breitgefächerten Programm der Volkshochschule. Gerade der Umgang mit Menschen im Rahmen einer Lehr- oder Referentinnentätigkeit kann Ihr Selbstbewusstsein stärken und so Ihre Ausstrahlung vergrößern.

Flow – in der Arbeit aufgehen

Soll ein Job auf Dauer zufrieden und glücklich machen, muss er gewisse Entwicklungsmöglichkeiten bieten. Eine Tätigkeit, die tagein, tagaus immer auf gleiche Weise abläuft, wird über kurz oder lang unbefriedigend und eintönig.

In diesem Zusammenhang hat der bekannte Glücksforscher Mihaly Csikszentmihalyi den Begriff »Flow« geprägt.[31] Gemeint ist damit das Gefühl, in einer Tätigkeit völlig aufzugehen. Es ist im Prinzip das gleiche Gefühl, das auch ein spielendes Kind erlebt: Es vergisst die Welt um sich herum, richtet seine volle Aufmerksamkeit auf seine Beschäftigung, verliert dabei alles Zeitgefühl und findet in seinem Tun Glück und Erfüllung.

Übertragen auf den Beruf bedeutet Flow damit nichts anderes als eine sinnerfüllte Tätigkeit, die glücklich macht. Auch wenn man nicht den ganzen Arbeitstag über im Flow sein kann, so sollte doch die Freude an der Arbeit überwiegen, mit der wir immerhin einen großen Teil unseres Lebens zubringen.

Das setzt allerdings auch eine entsprechende innere Einstellung voraus. Das viel gerühmte Multitasking z. B. verhindert den Flow-Effekt, denn dieser hängt von der Bereitschaft ab, sich für eine gewisse Zeit auf eine einzige Tätigkeit zu konzentrieren und nichts nebenher zu machen. Ist diese Voraussetzung erfüllt, bergen selbst Routinearbeiten ein gewisses Flow-Potenzial, solange sie die Möglichkeit bieten, sich in der Tätigkeit weiterzuentwickeln, also besser und geschickter darin zu werden.

Das bedeutet im Prinzip, dass man in jeder Beschäftigung ein Flow-Erlebnis haben kann, solange man bei der Tätigkeit nicht unter- oder überfordert ist oder unter Zeitdruck steht.

Übung 36: Von der Lustlosigkeit in den Flow

Wählen Sie eine Aufgabe aus, die nicht gerade zu Ihren Lieblingstätigkeiten gehört und die Sie normalerweise eher lustlos und oberflächlich erledigen, um sie möglichst rasch hinter sich zu bringen. Legen Sie alle Arbeitsmaterialien zurecht, überlegen Sie sich sorgfältig Ihr Vorgehen von Anfang bis Ende und richten Sie Ihre volle Aufmerksamkeit auf jeden Arbeitsschritt. Ihr Ziel sollte sein, ein möglichst optimales Arbeitsergebnis zu erzielen. Wahrscheinlich werden Sie an Ihre Aufgabe ganz anders herangehen als bisher. Sie erleben den Reiz der Herausforderung: Was ist die effektivste Methode, um das bestmögliche Ergebnis zu erzielen? Sie kommen auf neue Ideen und finden Freude und Zufriedenheit in Ihrem Tun.

Diese Übung zeigt: Flow kann man bis zu einem gewissen Grad gezielt herbeiführen. Wenn Sie also mit Ihrem derzeitigen Job nicht wirklich zufrieden sind, jedoch partout keine Möglichkeit sehen, sich beruflich zu verändern, so dürfte es einen gewissen Trost für Sie bedeuten, dass Sie nicht unbedingt einen Traumjob brauchen, um in Ihrer Tätigkeit aufzugehen. Statt zu tun, was Sie lieben, können Sie es auch umgekehrt angehen: Versuchen Sie, das zu lieben, was Sie tun – und verrichten Sie Ihre Arbeit mit Hingabe.

Die eigenen Werte leben – durch bürgerschaftliches Engagement

Wenn Sie mit dem Gedanken spielen, sich teilweise oder ganz aus Ihrem derzeitigen Job zurückzuziehen, aber auch wenn Sie weiterhin voll im Berufsleben stehen, können Sie Ihre Kompetenz auch in ein ehrenamtliches oder politisches Engagement einbringen und darin Anerkennung und Erfüllung finden. Für Ihren Einsatz steht Ihnen ein breitgefächertes Angebot zur Verfügung. Hier nur einige Beispiele:

- **Familienbetreuung:** Wenn Sie selbst Kinder aufgezogen haben, können Sie als Familienpatin aktiv werden und Ihre Erziehungserfahrung durch Tipps und tatkräftige Unterstützung an junge Eltern weitergeben.

- **Lernbetreuung:** Als Lern- oder Lesepatin können Sie Schulanfängern beim Lesenlernen helfen oder Vorlesestunden in einer öffentlichen Bibliothek Ihres Wohnorts anbieten.
- **Seniorenbegleitung:** Im Rahmen eines Besuchsdienstes einer örtlichen Wohlfahrtsorganisation können Sie einer alleinstehenden älteren und/oder gebrechlichen Person in Alltagsdingen zur Seite stehen, ihr Gesellschaft leisten und sie beim Aufbau sozialer Kontakte unterstützen, damit sie so lange wie möglich eigenständig zu Hause leben kann.
- **Umwelt- und Naturschutz:** Sie können als Ehrenamtliche einen bundesweiten Naturschutzbund oder einen lokalen Naturschutzverein bei seinen Aktionen und Kampagnen unterstützen.
- **Flüchtlingshilfe:** Sie können sich einer Initiative anschließen, um Flüchtlinge aus den Kriegs- und Krisengebieten der Welt in Ihrem Wohnort willkommen zu heißen und ihre Notsituation lindern zu helfen.
- **Politisches Engagement:** Sie können sich einer politischen Partei anschließen und beispielsweise für die Wahl des örtlichen Gemeinderats kandidieren.

Dies sind nur einige Möglichkeiten, die Ihnen zur Wahl stehen, um mit Ihrem Einsatz die Welt ein klein wenig besser zu machen und durch Ihr Vorbild vielleicht auch andere zu einem freiwilligen Engagement zu motivieren.

Auf diese Weise helfen Sie nicht nur anderen Menschen. Sie können sich auch persönlich weiterentwickeln, beispielsweise indem Sie Schulungen, Kurse und Austauschtreffen besuchen, die von örtlichen Organisationen und Bildungsträgern für freiwillig Engagierte angeboten werden. Von diesen Angeboten können Sie profitieren, indem Sie Ihre Kompetenzen erweitern und neue Kontakte knüpfen.

Weitere Anregungen für ein ehrenamtliches Engagement sowie Adressen von örtlichen Vereinen und Organisationen finden Sie im Internet unter www.ehrenamtsportal.de.

10. Gemeinschaft macht stark

»Beziehungen sind der wichtigste für das Überleben des Homo sapiens verantwortliche Einzelfaktor«[32], sagt die amerikanische Psychologin Ellen Berscheid. Ob man sich dieser Meinung uneingeschränkt anschließen will oder nicht, es lässt sich nicht bestreiten, dass soziale Beziehungen für unser Wohlbefinden und unsere seelische Stabilität eine enorme Bedeutung haben. In der Lebensmitte mag uns die Bedeutung sozialer Kontakte stärker bewusst sein als früher, denn wir haben unsere Bedürfnisse und Neigungen ausreichend kennengelernt und wissen, welche Menschen uns besonders guttun. Diese Erfahrung können wir nutzen, um unsere Beziehungen zu festigen.

Frischer Wind für die Partnerschaft

Wenn Sie als Frau in der Lebensmitte schon länger in einer Paarbeziehung leben, so sind Sie mit Ihrem Partner (oder Ihrer Partnerin) wohl schon durch einige Höhen und Tiefen gegangen. Sie wissen aus Erfahrung, dass die Phase des ineinander Verliebtseins keineswegs das Happy End war, sondern dass die Partnerschaft erst danach richtig beginnt. Wenn sich der Zauber der Anfangsphase gelegt hat, wird es zunehmend wichtig, sich aktiv um die Partnerschaft zu kümmern. Das gilt besonders, wenn heranwachsende Kinder da sind, die (bald) aus dem Haus gehen – und ihre Eltern in ungewohnter Zweisamkeit zurücklassen.

Nun gibt es Paare, die sich gerade in der Lebensmitte zur Trennung entschließen. Andere schaffen es, jahrzehntelang zusammenzubleiben. Was ist das Geheimnis einer dauerhaft glücklichen Partnerschaft?

Mehr Zeit füreinander

Geradezu lebenswichtig für eine Beziehung ist es, genügend Zeit mit dem Partner zu verbringen. Leicht gesagt, wenn chronischer Alltagsstress – Job, Haushalt, familiäre und gesellschaftliche Verpflichtungen – einen Großteil der verfügbaren Zeit und Kräfte auffrisst. Hier hat die amerikanische Psychologin Sonja Lyubomirsky einen verblüffend einfachen Rat parat: »Nehmen Sie sich jede Woche mehr Zeit für Ihren Partner. Beginnen Sie vielleicht mit einer Stunde und arbeiten Sie sich dann nach oben.«[33] Konkret könnte das, Lyubomirsky zufolge, so aussehen: Bevor Sie und Ihr Partner morgens in den Arbeitsalltag starten, fragen Sie ihn, wie seine Planung für den Tag aussieht. Am Abend greifen Sie das Thema dann nochmals auf, lassen sich erzählen, wie es gelaufen ist, und hören aufmerksam zu.

Der Vorsatz, mehr Zeit mit dem Partner zu verbringen, lässt sich noch auf vielerlei andere Weise umsetzen. Beispielsweise so:

- Sie und Ihr Partner lesen sich morgens beim Frühstück gegenseitig etwas aus der Zeitung vor und sprechen darüber.
- Sie machen morgens oder abends nach der Arbeit zusammen einen Spaziergang.
- Sie nehmen mindestens einmal am Tag eine gemeinsame Mahlzeit ein, sei es zu Hause oder im Restaurant.
- Sie küren einen Abend der Woche zum Partnerabend, an dem Sie zu zweit etwas Schönes unternehmen: z. B. ins Kino gehen, sich im Museum eine Ausstellung ansehen oder in der Sauna entspannen.

Achtsam und wertschätzend miteinander umgehen

Verschiedenen Studien zufolge dauert es ungefähr zwei Jahre, bis bei Paaren der anfängliche Zauber der Beziehung verflogen ist. Danach nehmen sie ihre Partnerschaft als etwas Selbstverständliches, um das sie sich nicht mehr zu bemühen brauchen.

Dabei haben Achtung und Wertschätzung eine entscheidende Bedeutung für eine gelingende Beziehung. Zeigen Sie Ihrem

Partner deshalb, dass Sie ihn so lieben und respektieren, wie er ist, und dass Sie ihn mit seinen kleinen Macken und Fehlern genauso tolerieren, wie Sie selbst mit Ihren Schwächen toleriert werden möchten.

Tipp: Einmal kritisiert, zweimal gelobt
Sicher besitzt Ihr Partner die eine oder andere Eigenschaft, die Ihnen nicht besonders gefällt und zuweilen Anlass zur Kritik gibt. Beherzigen Sie in diesem Fall die 2:1-Formel: Für jedes Wort der Kritik sollten Sie als Ausgleich zwei liebevolle Äußerungen machen, mit denen Sie Ihrem Partner Ihre Wertschätzung ausdrücken. Das kann Ihnen manch positive Eigenschaft neu bewusst machen, die Sie im Laufe der Zeit vielleicht kaum noch an ihm wahrgenommen haben.

Zeigen Sie Ihrem Partner auch, dass Sie sich über seine Erfolge mit ihm freuen. Nach Meinung der Psychologin Sonja Lyubomirsky hängt die Qualität einer Beziehung nicht in erster Linie davon ab, wie ein Partner mit den Enttäuschungen des anderen umgeht, sondern davon, wie er auf dessen Erfolge reagiert.[34]

Konflikte fair austragen

Doch selbst in den harmonischsten Beziehungen kommt es gelegentlich zu einem Streit. Besonders leicht entzünden sich Konflikte, wenn einer der Partner, vielleicht auch beide, unter Stress stehen. Dann gibt schnell ein gereiztes Wort das andere und schon ist der Streit im Gang. Damit es bei der Auseinandersetzung fair zugeht und der Konflikt konstruktiv gelöst werden kann, sollten Sie einige wichtige Streitregeln beachten:

- Vermeiden Sie: Vorwürfe, Verallgemeinerungen und Unterstellungen. Sätze wie: »Dauernd arbeitest du gegen mich!«, oder: »Das sagst du doch nur, um mich zu provozieren!«, reizen zum Widerspruch und lenken von der konkreten Situation ab.

- Gehen Sie nicht selbstverständlich davon aus, dass Sie die Motive Ihres Partners kennen, sondern fragen Sie im Zweifelsfall nach: »Wie hast du das gemeint?« Verzichten Sie jedoch auf Scheinfragen wie: »Das ist doch nicht dein Ernst, oder?« Solche Fragen wecken nur verstärkten Widerstand.
- Bedienen Sie sich nicht der Bestätigung durch (nicht anwesende) Dritte: »Das ist übrigens nicht nur meine Meinung, sondern auch die von …«
- Bleiben Sie beim Thema. Verzichten Sie darauf, weiter auszuholen und Dinge auf den Tisch zu bringen, die Sie »schon immer mal loswerden« wollten. Wenn Sie erst einmal vom Konfliktthema abgekommen sind, ist es schwierig, den roten Faden wieder aufzunehmen und zu einer Lösung zu kommen.
- Offenbaren Sie Ihre Gefühle – jedoch nicht durch unaufhörliches Jammern und Klagen, sondern indem Sie Ihre Gefühle mit einem Wunsch verbinden: »Ich bin ratlos, deprimiert, enttäuscht … und wünsche mir, dass …«

Entscheidend für eine konstruktive Auseinandersetzung ist nicht zuletzt die Einstellung, mit der Sie Ihrem (Konflikt-)Partner begegnen. Ihr Ziel sollte es sein, zu einer einvernehmlichen Lösung zu kommen. Suchen Sie deshalb nach Win-win-Lösungen. Solange ein Konflikt nur darauf zielt, den Sieger und den Verlierer zu ermitteln, liegt eine konstruktive Lösung in weiter Ferne. Denn der Groll über die erlittene Niederlage kann beim Verlierer zu einer Widerstandshaltung führen, die alles andere als konstruktiv ist. Eine Win-win-Lösung, die auf einem Kompromiss basiert, führt dagegen zu Kooperation und echter Einigung.

Die hohe Kunst der Freundschaft

Wissenschaftliche Untersuchungen kommen häufig zu dem Ergebnis, dass Menschen in Paarbeziehungen glücklicher seien als Singles. Doch das bedeutet nicht, dass man nicht auch in anderen Beziehungen Glück und Erfüllung finden könnte. Das trifft vor allem auf Freundschaften zu, die wir jederzeit auch ohne Partner aufbauen können. Sie sind nach Ansicht vieler Psychologen ebenfalls von enormer Bedeutung für unser Wohlbefinden.

Echte Freunde sind in der Tat ein kostbares Geschenk. Sie freuen sich mit, wenn uns das Leben Glücksmomente beschert, und sind in Krisenzeiten zur Stelle, um Trost zu spenden und Unterstützung zu leisten. Es sind Menschen, denen wir voll vertrauen können.

»Wirklich gute Freunde sind Menschen,
die uns genau kennen
und trotzdem zu uns halten.«
Marie von Ebner-Eschenbach

Was eine Freundschaft stärkt

Eine Freundschaft als Geschenk zu betrachten, bedeutet allerdings nicht, dass sie einem so einfach in den Schoß fällt. Ob eine Freundschaft auf lange Sicht Bestand hat, hängt entscheidend davon ab, wie gut sie gepflegt wird.

Die Voraussetzungen für gute freundschaftliche Beziehungen gleichen prinzipiell in vieler Hinsicht denen einer erfüllten Partnerschaft: Nehmen Sie sich ausreichend Zeit für Ihre Freunde und tauschen Sie sich regelmäßig mit ihnen aus. Gehen Sie respektvoll und wertschätzend mit ihnen um und zeigen Sie Nachsicht für ihre kleinen Fehler und Schwächen.

Das heißt nicht, dass Sie Ihre Freunde nur durch die rosarote Brille betrachten sollen und niemals Kritik an ihnen üben dürfen. Im Gegenteil, ein Zeichen guter Freundschaft ist auch die Bereitschaft, aufrichtig zu sein. Wenn Ihnen an einer Freundin, einem Freund etwas nicht gefällt, sollten Sie das in angemessener Form äußern, anstatt sich aus Scheu vor einem Konflikt bedeckt zu halten und sich nur schweigend »Ihren Teil« zu denken. Formulieren Sie Ihre Kritik sachlich und klar, ohne dabei verletzend zu werden.

Nicht zuletzt gehört zur Freundschaftspflege gegenseitige Unterstützung. Bieten Sie Ihre Hilfe an, wenn sie gebraucht wird, und haben Sie ein offenes Ohr für Probleme. Machen Sie hin und wieder auch ein kleines Geschenk, von dem Sie wissen, dass Ihre Freundin, Ihr Freund sich darüber freut. Nicht umsonst lautet ein bekannter Spruch: »Kleine Geschenke erhalten die Freundschaft.«

Kurz gesagt, sollten Sie Ihren Freunden all das bieten, was Sie sich selbst von einer guten Freundschaft erhoffen: Offenheit, Unterstützung, Wertschätzung und das wohltuende Gefühl, gut aufgehoben zu sein.

Ziemlich beste Freundinnen

Nun sind Freundschaften zwischen Frauen und Männern gewöhnlich anders beschaffen als reine Frauenfreundschaften. Das mag daran liegen, dass bei einer gemischten Freundschaft meist die Ebene »Mann – Frau« (und damit eine potenzielle Liebesbeziehung) ins Spiel kommt. Sind Frauen unter sich, entfällt dieser Aspekt gewöhnlich, sodass eine große Nähe entstehen kann. Manchmal kann eine gute Freundin für eine Frau wie eine Schwester sein. So empfindet es beispielsweise Isabel M.[35], die fast ausschließlich Frauen zu ihrem engsten Freundeskreis zählt:

»Einige meiner Freundinnen kenne ich seit Jahrzehnten und habe mit ihnen schon wichtige Lebensphasen durchlaufen. Diese gemeinsamen Erfahrungen sind wie ein starkes Band, das die Freundschaft zusammenhält. Selbst wenn wir uns lange Zeit nicht gesehen haben, ändert das nichts an der Intensität der Freundschaft; ich kann ohne große Anläufe immer wieder daran anknüpfen.

Seit etwa zehn Jahren habe ich außerdem einen Kreis von Freundinnen, die ich meine ›Schafkopfdamen‹ nenne, weil wir uns regelmäßig – mal bei der einen, mal bei der anderen – zum Kartenspielen treffen. Einige Male sind wir auch schon gemeinsam verreist, zum Beispiel nach Paris oder Istanbul. Wir genießen diese Gelegenheiten, eine Auszeit vom Alltag zu nehmen.

Natürlich ist die Dynamik in einer festen Frauengruppe eine andere, als wenn man sich einzeln trifft. Aber grundsätzlich betrachte ich alle Freundinnen als einen wichtigen Bestandteil meines Lebens. Man kann sich jederzeit anrufen und sich Dinge erzählen, die man vielleicht niemandem sonst erzählt. Gerade mit Freundinnen im gleichen Alter gibt es gemeinsame Themen: Früher waren es zum Beispiel die Kinder, heute sind es die Wechseljahre. Auch spezielle Interessen kann ich mit Freundinnen teilen, die vielleicht mein Partner nicht mit mir teilt.

Nicht zuletzt geben mir meine Freundinnen die Zuversicht, dass ich im Alter nicht allein bin. Wer weiß, wie lange ich meinen Partner noch habe, so etwas kann niemand sagen. Ich habe bei einigen Freundinnen schon erlebt, wie es ist, wenn man den Lebenspartner verliert. Das hat bei mir einen bleibenden Eindruck hinterlassen. In einer solchen Lebenslage ist es besonders wichtig, Menschen zu haben, die einem Halt geben.«

Eine Freundschaft geht zu Ende – eine neue entsteht

Auch das passiert manchmal: Sie merken plötzlich, dass Sie mit einem Menschen, den Sie bisher zu Ihren Freunden gezählt haben, nichts mehr anfangen können oder dass Sie ihm nicht mehr viel zu sagen haben. Vielleicht spüren Sie auch, dass Ihnen die Beziehung zu diesem Menschen nicht mehr guttut. In einem solchen Fall ist es manchmal das Beste, die Konsequenzen zu ziehen und die Beziehung abzubrechen.

Nehmen Sie ein solches Ereignis auch zum Anlass, grundsätzlich darüber nachzudenken, welche Ihrer Freunde Ihnen wirklich guttun und welche nicht. Zu Letzteren gehören beispielsweise Menschen, die an allem etwas auszusetzen haben und vorwiegend Pessimismus und schlechte Laune verbreiten. Oder Leute, die nur auf ihren eigenen Vorteil bedacht sind und andere für ihre Zwecke benutzen. Oder solche, denen es Vergnügen bereitet, über Nichtanwesende herzuziehen. Solche Menschen können Ihnen Ihre Energie rauben und Ihre Lebensfreude und Zuversicht trüben. Gehen Sie besser auf Distanz zu ihnen – Ihrer seelischen Stabilität zuliebe.

Doch auch wenn die eine oder andere Freundschaft Schiffbruch erleidet, ist das kein Grund zu verzagen. Sie haben viele Möglichkeiten, neue Freundinnen und Freunde zu finden. Gelegenheiten dafür warten buchstäblich an jeder Ecke – das heißt, überall, wo Menschen zusammenkommen, mit denen Sie in Kontakt kommen können: sei es in einem Volkshochschulkurs, in einem Verein, auf einem Fest oder bei einer Tanzveranstaltung. Vieles hängt von Ihrer Bereitschaft ab, offen auf andere zuzugehen und sich auf neue Beziehungen einzulassen.

Mehr noch kommt es auf eine Grundhaltung des Respekts an, die es Ihnen ermöglicht, mit anderen Menschen konstruktiv und wertschätzend umzugehen. Um es mit einem Satz des englischen Schriftstellers Daniel Defoe auszudrücken: »Freundschaft fließt aus vielen Quellen, am meisten aber aus dem Respekt.«

Respektvolle Kommunikation – der Schlüssel zum Miteinander

Wie drückt sich ein respektvoller Umgang nun im Kommunikationsverhalten eines Menschen aus? Dazu sei zunächst auf einen bekannten Satz des österreichisch-amerikanischen Kommunikationswissenschaftlers Paul Watzlawick verwiesen: »Man kann nicht nicht kommunizieren.«[36] Watzlawick wollte damit ausdrücken, dass wir mit jedem Verhalten – egal, ob wir reden oder schweigen – eine Botschaft an andere Menschen aussenden, also mit ihnen kommunizieren.

Kommunikation besteht demnach aus mehr als Worten – zu ihr gehören ebenso die nonverbalen Signale wie Stimme, Körperhaltung, Mimik und Gestik. All das zusammen macht unser Kommunikationsverhalten aus, das eine entscheidende Rolle für die Qualität unserer Beziehungen spielt.

Aktiv zuhören und auf Gefühle eingehen

In Kapitel 4 kam es bereits zur Sprache: Wenn ein Mensch einem anderen seine Gefühle offenbart, wünscht er sich, bei diesem Gehör zu finden und nicht mit einer Beschwichtigung oder einem ungebetenen Rat abgefertigt zu werden. Daran sollten Sie immer denken, wenn Ihr Partner, ein Freund oder eine Freundin Ihnen sein oder ihr Herz ausschüttet. Lassen Sie die betreffende Person reden und hören Sie ihr aufmerksam zu. Melden Sie mit eigenen Worten zurück, wie Sie die Äußerungen Ihres Gegenübers verstanden haben. Damit beweisen Sie nicht nur Verständnis und Solidarität, sondern auch Respekt, denn Sie signalisieren Ihrem Gegenüber: »Ich glaube, dass du selbst eine Lösung findest.« Umgekehrt können Sie es als Zeichen des Vertrauens und der Wertschätzung auffassen, dass Ihr Gegenüber Ihnen seine Gefühle offenbart.

Zum sogenannten aktiven Zuhören gehören auch die entsprechenden nonverbalen Signale: Nehmen Sie Blickkontakt mit Ihrem Gegenüber auf, wenden Sie sich ihm zu und zeigen Sie mit Ihrem Gesichtsausdruck und durch gelegentliches Kopfnicken, dass Sie ganz bei der Sache sind. Letzteres geht auch daraus hervor, wie Sie das Gehörte mit eigenen Worten zusammenfassen. Wenn Ihnen dieses Kurzfeedback anfangs Mühe bereitet, kann Ihnen die nachfolgende Übung helfen.[37]

Übung 37: Kontrollierter Dialog

Suchen Sie sich eine Person als Gesprächspartner und wählen Sie gemeinsam mit ihm oder ihr ein (möglichst strittiges) Gesprächsthema aus. Lassen Sie dann Ihr Gegenüber eine längere Stellungnahme zu dem betreffenden Thema abgeben und hören

Sie aufmerksam zu, ohne nachzuhaken. Wenn Ihr Partner, Ihre Partnerin die Ausführungen beendet hat, fassen Sie kurz in eigenen Worten zusammen, wie Sie das Gehörte verstanden haben. Entspricht Ihr Feedback nicht dem Gesagten, müssen Sie von vorn beginnen. Erst wenn Ihre Zusammenfassung stimmt, dürfen Sie Ihre eigene Position zum Thema darlegen. Dann übernimmt Ihr Gegenüber den Part des aktiven Zuhörers.

Ich-Botschaften

Nehmen wir einmal an, jemand braucht Ihre Hilfe – auf welche Aufforderung wären Sie eher bereit einzugehen: »Du könntest auch mal was tun, statt nur hier herumzusitzen!« Oder: »Ich schaffe es nicht allein, bitte hilf mir!«

Klar, dass die zweite Formulierung größere Chancen hat, die gewünschte Wirkung zu erzielen! Denn der erste Satz enthält unverkennbar eine Herabsetzung, er wirkt somit respektlos und verletzend. Der zweite Satz hingegen offenbart Gefühle und Bedürfnisse, anstatt die andere Person anzugreifen, und zeugt damit von Respekt und Wertschätzung.

Allein dieses Beispiel zeigt, wie sehr es sich lohnt, Ich-Botschaften zu verwenden. Sie erzeugen in jeder Gesprächssituation ein konstruktives Klima. Das gilt erst recht für Stress- und Konfliktsituationen, in denen man sein Gegenüber nur allzu leicht mit Vorwürfen und Beschuldigungen in Form von Du-Botschaften vor den Kopf stößt.

Mit Ich-Botschaften dagegen gelingt es fast immer, zu einer einvernehmlichen Lösung zu kommen. Allerdings muss es sich um echte Ich-Botschaften handeln, in denen wirklich Gefühle zum Ausdruck kommen, nicht um versteckte Du-Botschaften im Stil von: »Ich habe das Gefühl, du provozierst mich mit Absicht.« Die Satzeinleitung »Ich habe das Gefühl ...« gibt nämlich kein echtes Gefühl preis und ändert daher nichts an der nachfolgenden beschuldigenden Du-Botschaft.

Tipp: Ein »Ich«, das versöhnlich stimmt

Ein Konflikt lässt sich zwar selbst bei bestem Bemühen nicht immer vermeiden, doch eine Ich-Botschaft kann manchmal helfen, ihn zu beenden. Anstatt auf der Frage herumzureiten, wer »schuld« ist und wer »recht« hat, sollten Sie in erster Linie Ihre Gefühle offenbaren. Stoppen Sie gegenseitige Schuldzuweisungen, indem Sie aufrichtige Ich-Botschaften wie diese gebrauchen:

- »Ich möchte nicht, dass wir uns auf solche Weise beschimpfen, das macht mich unglücklich.«
- »Ich wollte dich nicht verletzen. Bitte verzeih mir!«
- »Ich verstehe, was du mir sagen willst, und wünsche mir, dass wir zu einer Einigung kommen.«

Trotz allem werden Sie in einem Konflikt nicht immer umhinkommen zu sagen, was Ihnen Anlass zur Kritik gibt. In einem solchen Fall äußern Sie Ihre Kritik am besten in Form einer dreiteiligen Ich-Botschaft, in der Sie

- den Kritikpunkt sachlich benennen,
- beschreiben, was Sie dabei fühlen,
- den Grund für Ihre Gefühle erläutern.

Dazu ein Beispiel: »Wenn du mit schmutzigen Schuhen durch die frisch geputzte Wohnung läufst, ärgere ich mich, weil meine Putzarbeit umsonst war.«

Stimmige Kommunikation – eine Frage des Selbstwerts

Welches Kommunikationsverhalten fördert Beziehungen und welches schadet ihnen? Als Antwort auf diese Frage hat die amerikanische Familientherapeutin Virginia Satir in ihrem Buch »Selbstwert und Kommunikation«[38] vier Typen beschrieben, deren Kommunikationsverhalten – insbesondere in Konfliktsituationen – sie als problematisch einstuft. Allen vier Typen ist gemeinsam, dass sie ein geringes Selbstwertgefühl besitzen und nicht in der Lage sind, mit ihrem Gesprächspartner angemessen zu kommunizieren.

Da gibt es z. B. den Beschwichtiger, der alles tut, um seinem Gesprächspartner gefällig zu sein und ihn durch unterwürfige Zustimmung versöhnlich zu stimmen. Es gibt den Ankläger, der alle Schuld von sich weist und die Fehler stets beim anderen sucht. Ein weiterer Typ ist der Rationalisierer, der stets kühl, distanziert und gelassen wirken und keine Gefühle zeigen will. Und als vierter Typ wird der Ablenker beschrieben, der ständig das Thema wechselt, um konkrete Äußerungen zu vermeiden. Problematisch ist nach Satir bei allen vier Typen nicht nur der Inhalt ihrer Äußerungen, sondern auch ihre Körpersprache, die Abwehr oder Kampf ausdrückt.

Im Gegensatz dazu gibt es einen fünften Kommunikationstyp, der sich folgendermaßen darstellt: Seine Worte sind vernünftig und wohlgewählt, seine Körperhaltung ist dem Gegenüber zugewandt und signalisiert Offenheit. Insgesamt stimmen Worte, Stimme, Körperhaltung und Mimik überein und decken sich mit den Gefühlen des Sprechers. Sein Kommunikationsverhalten ist stimmig oder, wie Satir es nennt, kongruent.

Für Virginia Satir beruht ein kongruentes Kommunikationsverhalten auf der Grundeinstellung: Ich bin wertvoll – und mein Gegenüber ist es ebenso. Ich bin bereit, mir selbst und anderen zu vertrauen, mich selbst und andere zu akzeptieren. Stimmige Kommunikation ist damit ein Zeichen von Respekt und Toleranz nicht nur gegenüber sich selbst, sondern gegenüber der einzigartigen Persönlichkeit jedes Menschen. Diese Einstellung sollte uns als Vorbild dienen. Denn Wertschätzung für sich und andere ist die Basis für jede intakte Beziehung und damit für ein glückliches, erfülltes Leben.

Ein Wort zum Schluss

»Tu dir gut, dann tust du auch anderen gut – und sie wiederum dir«, so könnte die Zusammenfassung dieses Buchs lauten. Aus den vorangegangenen Seiten sollte jedenfalls deutlich geworden sein, dass Selbstliebe nichts mit Selbstsucht zu tun hat, sondern immer gegenseitige Liebe bewirkt. Wer mit sich selbst im Einklang ist, der ist es auch mit anderen.

Nehmen Sie sich Zeit, diese Einstellung der Selbstliebe zu verinnerlichen. Spüren Sie nach, mit welchen Verhaltensweisen Sie sich selbst guttun und trennen Sie sich von solchen, die Ihnen schaden. Nehmen Sie dabei auch gelegentliche Hänger, vielleicht sogar (vermeintliche) Rückschritte gelassen hin. Veränderung braucht Zeit und erfordert Geduld. Doch wenn Sie beharrlich bleiben, werden Sie wunderbar belohnt: mit Zufriedenheit und neuer Lebensfreude.

»Eigenliebe ist der Beginn
einer lebenslangen Leidenschaft.«
Oscar Wilde

Anmerkungen

1 Vgl. Steptoe, Andrew; Deaton, Angus; Stone, Arthur A. (2014): Subjective wellbeing, health, and ageing. In: The Lancet, Early Online Publication, 6. November 2014. www.thelancet.com/journals/lancet/article/PIIS0140-6736(13)61489-0/abstract (Zugriff: 6.3.2015).
2 Vgl. Bartens, Werner (2014): Durchhalten! In: Süddeutsche Zeitung, 6. November 2014, Nr. 255, Seite 16.
3 www.oecdbetterlifeindex.org/de.
4 Pennekamp, Johannes (2012): Männer sind reicher, Frauen zufriedener. In: Frankfurter Allgemeine Zeitung, 22.5.2012. www.faz.net/aktuell/wirtschaft/wirtschaftswissen/better-life-index-maenner-sind-reicher-frauen-zufriedener-11759532.html (Zugriff: 6.3.2015).
5 Lyubomirsky, Sonja (2008): Glücklich sein. Warum Sie es in der Hand haben, zufrieden zu leben. Campus, Frankfurt am Main.
6 Vgl. American Psychological Association (2011): Too Much Undeserved Self-Praise Can Lead to Depression. October 19, 2011. www.sciencedaily.com/releases/2011/10/111020024846.htm (Zugriff: 6.3.2015).
7 http://silke-steininger.de/ein-leben-wie-ich-es-mir-wuensche/ (Zugriff: 19.3.2015). Die wörtlichen Zitate werden, in stark gekürzter Form, mit freundlicher Genehmigung der Autorin wiedergegeben.
8 Die Übungen 2 und 6 (Kapitel 4) basieren, in abgewandelter Form, auf folgender Quelle: van Stappen, Anne (2014): Das kleine Übungsheft Selbstliebe. 4. Aufl. Trinity, Berlin/München. Die Übung 3 basiert, in abgewandelter Form, auf folgender Quelle: Sonntag, Robert (2009): Blitzschnell entspannt. 100 verblüffend leichte Wege, stressige Alltagssituationen zu bewältigen. Trias, Stuttgart.
9 Franckh, Pierre (2007): Einfach glücklich sein! 7 Schlüssel zur Leichtigkeit des Seins. Arkana, München, S. 123–126.
10 Vgl. Goleman, Daniel (1997): EQ. Emotionale Intelligenz. dtv, München.
11 Worthington, Everett (2003): Forgiving and Reconciling. Bridges to Wholeness and Hope. InterVarsity Press, Downers Grove, IL.
12 Vgl. Ruhwandl, Dagmar (2007): Erfolgreich ohne auszubrennen. Das Burnout-Buch für Frauen. Klett-Cotta, Stuttgart.

13 Vgl. Engelbrecht, Sigrid (2014): Das Anti-Burnout-Buch für Frauen. Herder, Freiburg im Breisgau, S. 30.

14 Schulz von Thun, Friedemann (2011): Miteinander reden. Teil 1: Störungen und Klärungen. 49. Aufl. Rowohlt TB, Reinbek bei Hamburg.

15 Diese Übung sowie die Übungen 13, 15 und 16 basieren, in abgewandelter Form, auf folgender Quelle: Sonntag, Robert (2009): Blitzschnell entspannt. 100 verblüffend leichte Wege, stressige Alltagssituationen zu bewältigen. Trias, Stuttgart.

16 Die Übung 14 basiert, in abgewandelter Form, auf folgender Quelle: Zöllner, Maxi (2004): Wie Atemnot entsteht und vergeht. Sechs schnelle Übungen gegen Stress. Books on Demand, Norderstedt.

17 www.sabine-bollenbach.de.

18 Vgl. Wert, Lioba (2003): Auf die Haltung kommt es an. Bodyfeedback. In: Psychologie Heute, Februar 2003, S. 61.

19 Die Anleitungen zu den Übungen 22 bis 24 basieren, in abgewandelter Form, auf folgender Quelle: Uber, Heiner; Steiner, André (2006): Lach dich locker. So lachen Sie sich erfolgreich, glücklich und gesund. Goldmann, München. Die Anleitungen zu den Übungen 25 und 26 basieren, in abgewandelter Form, auf folgender Quelle: Emmelmann, Christoph (2007): Das kleine Lachyoga-Buch. Mit Lach-Übungen zu Glück und Entspannung. dtv, München.

20 http://wiki.yoga-vidya.de/Lachyoga_Youtube.

21 Schulz, K.-H.; Meyer, A.; Langguth, N. (2011): Körperliche Aktivität und psychische Gesundheit. Bundesgesundheitsblatt, Online-Ausgabe, 24. Dezember 2011, Springer Verlag. www.rki.de/DE/Content/Service/Sozialberatung/BGBL_Krprl_Akt_psych_Gesund.pdf?__blob=publicationFile (Zugriff: 6.3.2015).

22 http://aktuell.ruhr-uni-bochum.de/pm2013/pm00058.html.de (Zugriff: 6.3.2015).

23 Lösung: Aus dem ersten Behälter nehmen Sie eine Kugel, aus dem zweiten zwei, aus dem dritten drei, aus dem vierten vier und aus dem fünften fünf Kugeln. Das sind zusammen 15 Kugeln, die in der Summe 7500 Gramm wiegen müssten, wenn alle Kugeln 500 Gramm schwer wären. Zeigt die Waage nun z. B. 7300 Gramm an, so befinden sich die leichteren Kugeln im zweiten Behälter, denn die Differenz beträgt 2 x 100 = 200 Gramm.

24 www.gerald-huether.de/populaer/veroeffentlichungen-von-gerald-huether/zeitschriften/rheinischer-merkur-interview-gerald-huether/index.php (Zugriff: 6.3.2015).

25 Name geändert.

26 www.gerald-huether.de/populaer/veroeffentlichungen-von-gerald-huether/zeitschriften/rheinischer-merkur-interview-gerald-huether/index.php (Zugriff: 6.3.2015).
27 Vgl. http://kreativitätstechniken.info/was-ist-kreativitaet/mythen-uber-kreativitaet (Zugriff: 6.3.2015).
28 Die Anleitung zur Übung 34 entstammt, in abgewandelter Form, folgender Quelle: http://kreativitätstechniken.info (Zugriff: 6.3.2015).
29 Rico, Gabriele L. (2002): Garantiert schreiben lernen. Rowohlt, Reinbek bei Hamburg.
30 Birkner, Monika (2012): Kurswechsel im Beruf. Erfolgreicher sein, sich nicht mehr verbiegen. Neuorientierung in der Lebensmitte. 4. Aufl. Walhalla, Regensburg.
31 Csikszentmihalyi, Mihaly (2014): Flow. Das Geheimnis des Glücks. 17. Aufl. Klett-Cotta, Stuttgart.
32 Berscheid, Ellen (2003): The human's greatest strength: Other humans. In: Aspinwall, L. G.; Staudinger, U. M. (Hg.): A Psychology of Human Strengths. Fundamental Questions and Future Directions for a Positive Psychology. American Psychological Ass., Washington, DC, S. 37–47.
33 Lyubomirsky, Sonja (2008): Glücklich sein. Warum Sie es in der Hand haben, zufrieden zu leben. Campus, Frankfurt am Main, S. 155.
34 Ebd., S. 158
35 Name geändert.
36 Watzlawick, Paul; Beavin, Janet H.; Jackson, Don D. (2000): Menschliche Kommunikation. 10. Aufl. Huber, Bern, S. 53.
37 Die Übung entstammt, in abgewandelter Form, folgender Quelle: Fengler, Jörg (2013): Das kleine Buch gegen Burnout. Die besten Strategien gegen Stress und Erschöpfung. Patmos, Ostfildern.
38 Satir, Virginia (2013): Selbstwert und Kommunikation. 21. Aufl. Klett-Cotta, Stuttgart.

Weiterführende Literatur

Bücher

Birkner, Monika (2012): Kurswechsel im Beruf. Erfolgreicher sein, sich nicht mehr verbiegen. Neuorientierung in der Lebensmitte. 4. Aufl. Walhalla, Regensburg.

Braun, Annegret (2013): Wie Frauen Glück erleben. Kreuz, Freiburg im Breisgau.

Damasio, Antonio R. (2003): Der Spinoza-Effekt. Wie Gefühle unser Leben bestimmen. List, München.

Elmadfa, Ibrahim u.a. (2013): Die große GU-Nährwert-Kalorien-Tabelle. Gräfe und Unzer, München.

Emmelmann, Christoph (2007): Das kleine Lachyoga-Buch. Mit Lach-Übungen zu Glück und Entspannung. dtv, München.

Engelbrecht, Sigrid (2014): Das Anti-Burnout-Buch für Frauen. Herder, Freiburg im Breisgau.

Engelbrecht, Sigrid (2009): Heiße Jahre. Voller Energie durch die Wechseljahre. Gräfe und Unzer, München.

Fengler, Jörg (2013): Das kleine Buch gegen Burnout. Die besten Strategien gegen Stress und Erschöpfung. Patmos, Ostfildern.

Franckh, Pierre (2008): Einfach glücklich sein! 7 Schlüssel zur Leichtigkeit des Seins. Arkana, München.

Goleman, Daniel (1997): EQ. Emotionale Intelligenz. dtv, München.

Hansen, Hartwig (2012): Respekt – der Schlüssel zur Partnerschaft. 3. Aufl. Klett-Cotta, Stuttgart.

Hecht, Martin (2014): Wahre Freunde. Von der hohen Kunst der Freundschaft. Herder, Freiburg im Breisgau.

Herbst, René (2014): Gehirnjogging. arsEdition, München.

Kanitz, Anja von (2014): Emotionale Intelligenz. 3. Aufl., Haufe, Freiburg im Breisgau.

Klein, Stefan (2014): Einfach glücklich. Die Glücksformel für jeden Tag. Rowohlt TB, Reinbek bei Hamburg.

Liebertz, Charmaine (2013): Das Schatzbuch der Herzensbildung. Grundlagen, Methoden und Spiele zur emotionalen Intelligenz. 7. Aufl. Don Bosco, München.

Lyubomirsky, Sonja (2008): Glücklich sein. Warum Sie es in der Hand haben, zufrieden zu leben. Campus, Frankfurt am Main.

Merkle, Rolf (2001): So gewinnen Sie mehr Selbstvertrauen. Sich annehmen, Freundschaft mit sich schließen, den inneren Kritiker besiegen. 27. Aufl. PAL, Mannheim.

Mohr, Bärbel (2011): Das Wunder der Selbstliebe. Gräfe und Unzer, München.

Ruhwandl, Dagmar (2007): Erfolgreich ohne auszubrennen. Das Burn-out-Buch für Frauen. Klett-Cotta, Stuttgart.

Röhr, Heinz-Peter (2013): Wegweiser zum Glück. Die geheimen Programme der Seele entschlüsseln. 3. Aufl. Patmos, Ostfildern.

Satir, Virginia (2013): Selbstwert und Kommunikation. 21. Aufl. Klett-Cotta, Stuttgart.

Scheurl-Defersdorf, Mechthild R. von: Ein Paar – ein Wort. Besser miteinander reden. Kreuz, Freiburg im Breisgau.

Schulz von Thun, Friedemann (2011): Miteinander reden. Teil 1: Störungen und Klärungen. 49. Aufl. Rowohlt TB, Reinbek bei Hamburg.

Sonntag, Robert (2009): Blitzschnell entspannt. 100 verblüffend leichte Wege, stressige Alltagssituationen zu bewältigen. Mit CD. Trias, Stuttgart.

Stahl, Stefanie (2013): Leben kann auch einfach sein! So stärken Sie Ihr Selbstwertgefühl. 4. Aufl. Ellert & Richter, Hamburg.

Stappen, Anne van (2014): Das kleine Übungsheft Selbstliebe. 4. Aufl. Trinity, Berlin/München.

Steininger, Rita (2014): Das kleine Anti-Wut-Buch. Für Eltern und Kinder. Patmos, Ostfildern.

Steininger, Rita (2014): Das Einmaleins des fairen Streitens. Wie Sie Konflikte mit Ihren Kindern konstruktiv lösen. Patmos, Ostfildern.

Uber, Heiner; Steiner, André (2006): Lach dich locker. So lachen Sie sich erfolgreich, glücklich und gesund. Goldmann, München.

Watzlawick, Paul; Beavin, Janet H.; Jackson, Don D. (2000): Menschliche Kommunikation. 10. Aufl. Huber, Bern.

Wilker, Jessica (2012): Das Einmaleins der Gelassenheit. Vom besseren Umgang mit uns selbst. Herder, Freiburg im Breisgau.

Wlodarek, Eva (2006): Hilf dir selbst. Die besten Rezepte gegen Frust und Krise. Fischer TB, Frankfurt am Main.

Wolf, Doris (2012): Ab heute kränkt mich niemand mehr. 101 Power-Strategien, um Zurückweisung und Kritik nicht mehr persönlich zu nehmen. 8. Aufl. PAL, Mannheim.

Zöllner, Maxi (2004): Wie Atemnot entsteht und vergeht. Sechs schnelle Übungen gegen Stress. Books on Demand, Norderstedt.

Audio-CDs und Hörbücher

Derra, Claus: Autogenes Training und Progressive Muskelentspannung. Doppelt stark gegen Stress. Trias, Stuttgart.

Electric Air Projekt: Entspannungsmusik für Körper und Geist (für Meditation, Tiefenentspannung und Wellness für die Seele).

Santec Music Orchestra: Abendstimmung. Ruhige, tiefe Entspannungsmusik, von akustischen Instrumenten gespielt.

Uber, Heiner: All you need is laugh. Ein Hör-Essay über das Lachen. Komplett Media, Grünwald bei München.

Links

www.eatsmarter.de
Rezeptideen für gesunde Ernährung und Tipps zum Abnehmen

www.ehrenamtsportal.de
Hilfe bei der Suche nach einer lokalen ehrenamtlichen Tätigkeit

www.frauengesundheit.de
Infos der Bundeszentrale für gesundheitliche Aufklärung (BZgA)

www.gehirnjogger.com
Blog zur Verbesserung der Konzentration und Gedächtnisleistung

www.hilfe-bei-burnout.de
Infos zu Burnout-Prävention, Literaturtipps, Burnout-Test

www.kreativesdenken.com
Anregungen für eine kreative Lebensgestaltung

www.lachverband.org
Europäischer Berufsverband für Lachyoga und Humortraining e.V.

www.methode.de
Hilfreiche Methoden, die das Leben leichter machen

www.sportprogesundheit.de
Infos und Tipps zu Gesundheitssport; mit Adressensuche

www.zeitzuleben.de
Online-Magazin zu Persönlichkeitsentwicklung und Lebensgestaltung

Verzeichnis der Übungen

Dank

Ein herzliches Dankeschön geht an meine Testleserin Bärbel Girardin für ihr hilfreiches Feedback. Silke Steininger, Sabine Bollenbach-Matheisen, Barbara D. und meinen nicht namentlich genannten Interviewpartnerinnen danke ich für ihre anschaulichen und motivierenden Erfahrungsberichte. Mein Dank gilt nicht zuletzt Christiane Neuen vom Patmos Verlag für ihre wertvollen Anregungen und für die effektive Zusammenarbeit.